WEGE DER PSYCHOTHERAPIE

Leslie S. Greenberg

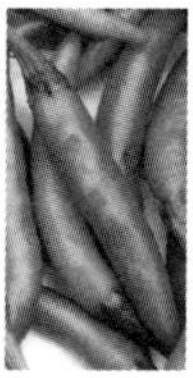

Emotionsfokussierte Therapie

2. Auflage

Aus dem Englischen von Rita Kloosterziel

Ernst Reinhardt Verlag München Basel

Prof. *Leslie S. Greenberg*, PhD, Klinik für Psychotherapeutische Forschung, York Univ., Toronto, Kanada, begründete die Emotionsfokussierte Psychotherapie.

Titel der Originalausgabe:
„Emotion-Focused Therapy“, veröffentlicht von *American Psychological Association*, United States of America.

Bibliografische Information der Deutschen Nationalbibliothek

Die Deutsche Nationalbibliothek verzeichnet diese Publikation in der Deutschen Nationalbibliografie; detaillierte bibliografische Daten sind im Internet über <http://dnb.d-nb.de> abrufbar.
ISBN 978-3-497-02246-5

2. Auflage

Printed in EU
Reihenkonzeption Umschlag: Oliver Linke, Hohenschäftlarn
Covermotiv: © by-studio/Fotolia.de
Satz: FELSBERG Satz & Layout, Göttingen

Ernst Reinhardt Verlag, Kemnatenstr. 46, D-80639 München
Net: www.reinhardt-verlag.de E-Mail: info@reinhardt-verlag.de

Inhalt

1 Einführung

„Ohne Emotionen kann es kein Wissen geben. Wir mögen uns einer Wahrheit bewusst sein, doch bevor wir nicht ihre Kraft gespürt haben, gehört sie uns nicht. Das Erkennen des Gehirns muss durch das Erleben der Seele ergänzt werden."

Arnold Bennett

Die emotionsfokussierte Therapie (EFT) lässt sich als die praktische Umsetzung eines Therapieansatzes definieren, der vom Verständnis der Rolle geprägt ist, die Emotionen bei psychotherapeutischen Veränderungen spielen. Die EFT stützt sich auf eine genaue und sorgfältige Analyse dessen, was Emotionen für menschliches Erleben und für Veränderungsprozesse im Rahmen einer Psychotherapie bedeuten und welchen Anteil sie daran haben. Dieser Schwerpunkt weist sowohl dem Therapeuten als auch dem Klienten den Weg zu Strategien, die die Bewusstheit, die Akzeptanz, den Ausdruck, die Nutzbarmachung, die Regulierung und die Veränderung von Emotionen ebenso fördern wie korrigierende emotionale Erfahrungen mit dem Therapeuten. Die Ziele sind Stärkung des Selbst, Affektregulierung und die Schaffung neuer Bedeutungen.

Die Kernkonzepte

Die EFT ist ein neohumanistischer, erlebensorientierter Therapieansatz, der im Sinne der modernen Emotionstheorie und der affektiven Neurowissenschaft neu formuliert wurde. Er ist geprägt von humanistisch-phänomenologischen Therapietheorien (Perls et al. 1951; Rogers 1957), Emotions- und Kognitionstheorie, affektiver Neurowissenschaft und dynamischer Theorie und Familiensystemtheorie (Damasio 1999; Frijda 1986; J. Pascual-Leone 1987, 1988; Thelen / Smith 1994; Weakland / Watzlawick 1979).

In seinen Anfängen vor mehreren Jahrzehnten beschäftigte sich der emotionsfokussierte Therapieansatz mit der Art und Weise, wie sich Menschen in verschiedenen Stadien einer psychotherapeutischen Behandlung verändern (Rice / Greenberg 1984). Seitdem hat sich die EFT zu einer umfassenden Theorie über menschliche Funktionsweise und praktische Umsetzung entwickelt. Sie geht von der Prämisse aus, dass emotionale Veränderungen von zentraler Bedeutung für nachhaltige Veränderungen sind. Die EFT basiert auf der Überzeugung, dass die traditionelle Psychotherapie bewusstes Verstehen sowie kognitive und verhaltensbezogene Veränderungen überbetont und dabei die zentrale und grundlegende Rolle nicht genügend beachtet hat, die emotionale Veränderungen für diese Prozesse spielen. Die EFT stellt den Stellenwert zwar nicht in Abrede, der Bedeutungsschaffung und verhaltensmäßigen Veränderungen zukommt. Sie hebt aber die Wichtigkeit von Bewusstheit, Akzeptanz und Verstehen von Emotionen und von intuitivem Erleben von Emotionen im Rahmen einer therapeutischen Behandlung hervor und betont die Bedeutung, die Veränderungen von Emotionen für die Förderung psychotherapeutischer Veränderungen haben.

Die EFT postuliert, dass Emotionen selbst ein adaptives Potential innewohnt, das, wenn es aktiviert wird, Klienten helfen kann, unerwünschtes Selbsterleben zu verbessern und problematische emotionale Zustände und Interaktionen zu verändern. Diese Ansicht, dass Emotionen im Kern ein angeborenes adaptives System darstellen, das sich herausgebildet hat, um den Menschen überleben zu helfen und zu ihrem Wohlbefinden beizutragen, wird mittlerweile durch umfangreiche empirische Erkenntnisse bestätigt. Emotionen sind mit unseren grundlegendsten Bedürfnissen verknüpft (Frijda 1986). Sie machen uns rasch auf Situationen aufmerksam, die für unser Wohlbefinden wichtig sind, und versorgen uns mit Informationen darüber, was gut und was schlecht für uns ist, indem sie abschätzen, ob unsere Bedürfnisse befriedigt werden. Außerdem stellen sie Handlungstendenzen bereit und leiten uns in diesen wichtigen Situationen so, dass wir durch unser Handeln für die Befriedigung unserer Bedürfnisse sorgen. Die EFT betrachtet den Menschen als von seinem Wesen her grundsätzlich affektiv gestimmt. Emotionen setzen einen elementaren Verarbeitungsmechanismus in Gang (Greenberg 2002; LeDoux 1996). Angst stößt einen Angst verarbeitenden Mechanismus an, der Gefahren aufspürt; Traurigkeit sagt uns, dass wir einen Verlust erlitten haben; und Wut signalisiert, dass eine Verletzung passiert ist. Emotionen sind außerdem unser primäres Kommunikationssystem. Sie signalisieren blitzschnell unsere Absichten und haben, wenn sie ausgedrückt werden, Auswirkungen auf andere. Als unser primäres Bedeutungs-, Kommunikations- und Handlungsorientierungssystem bestimmen Emotionen viel von dem, was wir sind. Statt auf „Ich denke, also bin ich" basiert die EFT auf der Vorstellung „Ich fühle, also bin ich" und unterstellt, dass wir zuerst fühlen und dann denken, und oft denken wir nur insofern, als wir fühlen. Veränderungen der Emotionen werden daher als der Schlüssel zu nachhaltigen kognitiven und verhaltensbezogenen Veränderungen gesehen.

In der EFT wird Klienten geholfen, ihre Emotionen besser zu identifizieren, zu akzeptieren, zu explorieren, sie zu verstehen, zu verändern und flexibel mit ihnen umzugehen. Dadurch fällt es Klienten leichter, Zugang zu den wichtigen Informationen und Bedeutungen über sich selbst und ihre Welt zu finden, die Emotionen ihnen liefern. Sie werden außerdem geübter darin, diese Informationen für ein vitales und adaptives Leben zu nutzen. Im Rahmen einer psychotherapeutischen Behandlung werden Klienten auch ermutigt, gefürchteten Emotionen ins Auge zu sehen, um sie zu verarbeiten und zu verändern. Eine wesentliche Prämisse, die die Intervention nach der EFT leitet, ist die Überlegung, dass Veränderungen nur möglich sind, wenn ein Mensch sich so annimmt, wie er ist. Die EFT ist ein Ansatz, der Klienten helfen soll, sich ihrer Emotionen bewusst zu werden und sie produktiv einzusetzen.

Die EFT entwickelte sich als Reaktion auf die Überbetonung von Kognition und Verhalten in der westlichen Psychotherapie. Es ist leichter, sich auf Kognitionen zu konzentrieren als auf unausgesprochene Emotionen, weil sie für das Bewusstsein leichter zugänglich sind. Außerdem ist es leichter, Verhaltensweisen zu ändern als automatische emotionale Reaktionen, weil Verhaltensweisen leichter zugänglich sind für eine willkürliche Kontrolle. Emotionen üben jedoch einen wesentlichen Einfluss auf Kognition und Verhalten aus. Die EFT versucht, den Schwerpunkt zu verschieben, indem sie die wichtige Rolle hervorhebt, die das Erleben sowohl adaptiver als auch maldadaptiver Emotionen für therapeutische Veränderungen spielt.

Ein zentrales Merkmal der EFT in ihrer praktischen Anwendung ist, dass sie zwischen konzeptuellem Wissen und Erfahrungswissen unterscheidet und unterstellt, dass Menschen klüger sind als ihr Intellekt allein. In einem erlebenden Organismus wird das Bewusstsein als die Spitze einer Pyramide aus unbewussten organismischen Funktionsweisen gesehen. Mithilfe von Experimenten in geführtem Gewahrsein wird die Aufmerksamkeit auf ein noch unformuliertes emotionales Erleben gelenkt, seine Deutlichkeit wird intensiviert, und es wird im Gewahrsein symbolisiert. In einer Therapie konzentriert man sich auf Emotionen als viszerales Erleben. Sie werden akzeptiert, und es wird unmittelbar mit ihnen gearbeitet, um emotionale Veränderungen zu begünstigen. Die Artikulation von

Emotionen in *Narrativen* über unser Verhältnis zu uns selbst und zu anderen bildet dann die Geschichte unseres Lebens (Angus / Greenberg 2011).

Im Mittelpunkt des Ansatzes steht das Ziel, Klienten erkennen zu helfen, wann sie adaptive Emotionen als Leitfaden nutzen und sich durch ihr Drängen verändern lassen müssen, wann sie maladaptive Emotionen verändern und wann sie Emotionen regulieren müssen, die sie überwältigen. Ein wesentlicher Grundsatz von Therapie besagt, dass Klienten Emotionen erleben müssen, um durch sie informiert und bewegt zu werden und diese Emotionen für Veränderungen zugänglich zu machen. Klienten verändern ihre Emotionen nicht einfach dadurch, dass sie darüber reden, ihren Ursprung verstehen, oder dadurch, dass sie ihre Überzeugungen ändern. Es ist eher so, dass Emotionen verändert werden, nachdem sie akzeptiert und erlebt werden, ihnen andere Emotionen gegenübergestellt werden, um sie zu verändern, und darüber nachgedacht wird, um neue narrative Bedeutungen zu schaffen (Greenberg 2002).

Die Veränderung von Emotionen wird als Schlüssel zum Ursprung und zur Behandlung menschlicher Probleme angesehen, aber das bedeutet nicht, dass die Arbeit mit Emotionen der einzige Schwerpunkt der EFT ist. Die meisten Probleme haben biologische, emotionale, kognitive, motivations- oder verhaltensbezogene, physiologische, soziale und kulturelle Ursachen, und viele dieser Ursachen bedürfen der Beachtung. Die EFT richtet ihr Augenmerk gleichermaßen auf Motivation, Kognition, Verhalten und Interaktion. Es ist nur so, dass bei der EFT der Schwerpunkt auf den Emotionen der Menschen als dem primären Weg zu Veränderungen liegt. Therapeuten, die nach dem emotionsfokussierten Therapieansatz arbeiten, helfen Klienten, die Komplexität ihrer lebenslangen Beziehungen und deren psychogenetische Ursachen zu verstehen und einen gesunden Umgang mit ihren Gedanken, Verhaltensweisen und Interaktionen zu erreichen. Ein emotionsfokussiert arbeitender Therapeut fügt die folgenden Schlüsselelemente als Schwerpunkte der therapeutischen Arbeit hinzu:

1. das Angebot einer empathischen Beziehung, um den Heilungsprozess zu fördern,
2. eine nuancierte Exploration des emotionalen Erlebens des Klienten und der Ursprünge und Dynamik dieser Emotionen,
3. die Ermutigung, Emotionen zuzulassen und zu akzeptieren, um der Informationen willen, die sie liefern, und nicht so sehr zum Zweck der kathartischen Wiederholung von emotionalem Ausdruck mit dem Ziel, Emotionen loszuwerden,
4. einen Fokus auf Prozesse der Selbstunterbrechung, die die Bemühungen des Klienten behindern, Zugang zu seinen Emotionen zu bekommen,

5. Zugang zu neuen Emotionen, um alte Emotionen zu verändern, und
6. das Symbolisieren von und Nachdenken über Emotionen, um neue Narrative entstehen zu lassen.

Egal, ob man ein Einzel-, Paar- oder Familientherapeut ist: Ein Verständnis von Emotionen und der Dynamik von Emotionssystemen kann für den Erfolg entscheidend sein, weil Emotionen bei allen Bemühungen eines Klienten um Veränderungen eine Rolle spielen. Die Themen und Methoden, die in diesem Buch vorgestellt werden, sind daher auf alle Therapieformen anwendbar und nützlich. Die EFT wird verstärkt von Paar- und Einzeltherapeuten angewandt, die Arbeit mit Emotionen wird sowohl in psychodynamische als auch in kognitive Ansätze integriert, und viele integrativ arbeitende Therapeuten nehmen die EFT in ihren Ansatz auf.

Obwohl emotionsfokussierte Methoden bei allen Behandlungsansätzen angewendet werden können, handelt es sich bei der EFT selbst nicht um eine einfache, präskriptive Therapie. Es ist vielmehr ein komplexer Ansatz, in der Theorie und auch in der praktischen Umsetzung. Für die Beherrschung sowohl seiner empathischen als auch seiner emotionsstimulierenden Methoden bedarf es jahrelanger Erfahrung. Dieses Buch versucht, einen Vorgeschmack auf den Ansatz zu vermitteln, es ist jedoch nur ein Anfang. Ich hoffe, Sie finden es spannend und es motiviert Sie, mehr zu lernen.

Konzeptueller Rahmen

Die EFT (Elliott et al. 2004b; Greenberg 2002; Greenberg/Johnson 1988; Greenberg/Paivio 1997; Greenberg et al. 1993b; Greenberg/Watson 2006; S.M. Johnson 2004) ist ein wissenschaftlich fundierter, integrativer, erlebensorientierter Behandlungsansatz (Greenberg et al. 1998b). Er ist insofern integrativ, als er Elemente der personzentrierten Therapie (Rogers 1959), der Gestalttherapie (Perls et al. 1951), der erlebensorientierten Therapie (Gendlin 1996) und der existentiellen Therapie (Frankl 1959; Yalom 1980) mit modernen Emotions-, Kognitions- und Bindungstheorien sowie interpersoneller, psychodynamischer und narrativer Theorie zu einer dialektisch-konstruktivistischen Metatheorie verbindet. Der Einzeltherapieansatz wurde ursprünglich als *Prozess-erlebensorientierte Psychotherapie* (Greenberg et al. 1993b) bezeichnet. Diese Bezeichnung spiegelte die Tatsache wider, dass er seine Wurzeln in einem neo-humanistischen und erlebensorientierten Ansatz hatte und entsprechende Prinzipien beinhaltete.

Im Laufe der Zeit führte die Entwicklung im Verständnis der zentralen Rolle, die Emotionen in der menschlichen Funktionsweise und in der psychotherapeutischen Behandlung spielen, zu einer Namensänderung von Prozess-erlebensorientierter Therapie zu EFT. Der Begriff *emotionsfokussierte Therapie* wurde zunächst jedoch für den EFT-Ansatz der Paartherapie verwendet, wo der Ausdruck zugrunde liegender Verletzungsgefühle für eine Veränderung der Interaktion und eine Wiederherstellung der emotionalen Verbundenheit eines Paares als wesentlich angesehen wurde (Greenberg / Johnson 1988). Emotionsfokussierte Therapie wird nun als Oberbegriff verwendet und schließt sowohl die Einzel- als auch die Paaranwendung dieses Ansatzes ein. Ich habe angeregt, dass er als gemeinsamer Begriff für alle Behandlungsansätze verwendet wird, die Emotionen als den Hauptschwerpunkt der Intervention betrachten (Greenberg 2002).

Ein fundamentaler Grundsatz der EFT besagt, dass dem Organismus eine angeborene Tendenz zu Erhaltung, Wachstum und Kontrolle innewohnt. Nach dieser Auffassung ist die Wachstumstendenz in das adaptive Emotionssystem eingebettet (Greenberg et al. 1993b; Perls et al. 1951; Rogers 1959). Emotionen beherrschen die wichtigsten Aspekte unseres Lebens. Sie sind Signale für Ereignisse, die unsere tiefsten Belange und unsere wichtigsten Beziehungen betreffen. Sie sorgen dafür, dass wir verbunden, wach, liebevoll und interessiert bleiben. Manchmal bringen sie uns jedoch dazu, Sachen zu tun, die wir nicht verstehen oder die wir bereuen. Emotionen können auch vage und ungeformt sein, mit Bedeutungen, die erst klar werden, wenn wir sie symbolisieren und sie anderen gegenüber zum Ausdruck bringen. Gleichzeitig weisen unsere Emotionen aber auch den Weg zu unserem Selbst in seiner authentischsten Form. Daher werden die Klienten als Experten für ihr eigenes Erleben betrachtet: Sie kommen ihren Emotionen am nächsten und sind Akteure, die die Bedeutungen konstruieren, nach denen sie leben.

Emotionen gelten als wesentliche Verhaltensmotivation. Menschen machen im Allgemeinen das, wonach ihnen zumute ist, und nicht so sehr das, was Vernunft oder Logik vorgeben. Daraus folgt, dass man, um eine verhaltensbezogene Veränderung zu erreichen, die Emotionen verändern muss, die seine Verhaltensweisen motivieren. Emotionen beeinflussen auch Gedanken. Wenn wir wütend sind, denken wir wütende Gedanken; wenn wir traurig sind, fallen uns traurige Erinnerungen ein. Um Menschen zu helfen, das zu verändern, was sie denken, muss der Therapeut ihnen helfen, das zu verändern, was sie fühlen. So sind selbst kognitive Veränderungen wie die Neueinschätzung des Selbst als wertvoll statt wertlos nicht einfach kognitive, auf Beweisen oder Logik basierende Veränderungen. Sie sind vielmehr Veränderungen in der Einstellung, die einer hohen

Affektivität entspringen. Sich selbst als wertvoll zu betrachten beinhaltet eine Veränderung in der grundlegenden affektiven Orientierung gegenüber dem Selbst und eine Veränderung im grundlegenden Verarbeitungsmodus (Whelton / Greenberg 2005). Veränderungen in der Sicht auf sich selbst, die Welt und andere hängt also wesentlich von emotionalen Veränderungen ab. Emotionen steuern nicht nur unsere Einstellung zu uns selbst und anderen, sondern haben darüber hinaus auch starken Einfluss auf die Interaktion zwischen Menschen. Emotionaler Ausdruck beherrscht und verändert Interaktion. Beispielsweise erzeugt Ärger Distanz, wohingegen Vulnerabilität entwaffnet. Interpersonelle Konflikte können also gelöst werden, indem man das verändert, was Menschen zum Ausdruck bringen (Greenberg / Johnson 1988).

In der therapeutischen Sitzung ermutigt der Therapeut den Klienten daher, sich momentanem Erleben zuzuwenden und fördert die Entwicklung von adaptiveren Funktionsweisen dadurch, dass er die Aufmerksamkeit der Klienten kontinuierlich auf ihren Felt Sense und ihre Emotionen lenkt. Das Paradoxon der Arbeit mit Emotionen besteht darin, dass Veränderungen im ersten Schritt Akzeptanz beinhalten und nicht so sehr das Streben nach Veränderungen. Emotionaler Schmerz muss zugelassen und akzeptiert werden, um vollständig gespürt und gehört zu werden. Nur dann wird er sich verändern. Im Zentrum dieses Ansatzes steht eine Ich-Du-Beziehung, die sich auf die Prinzipien der Präsenz, Empathie, Akzeptanz und Kongruenz stützt (Buber 1958; Geller / Greenberg, im Druck; Greenberg / Watson 2006; Rogers 1959). Diese Art von Beziehung führt zu einer von vollkommener Akzeptanz geprägten Beziehung, erleichtert einen Fokus auf adaptive Bedürfnisse und validiert das Wachstum des Klienten in Richtung auf optimale Komplexität und adaptive Flexibilität.

Zusätzlich zu biologisch basierten Emotionen, die als Richtschnur für adaptives Handeln dienen, geht man auch davon aus, dass Menschen in einem ständigen Prozess des Verstehens ihrer Emotionen leben. Klienten werden konsequent ermutigt, internales Erleben und körperlich wahrgenommene Bezugspunkte zu identifizieren und zu symbolisieren, um neue Bedeutungen zu schaffen und dadurch narrative Veränderungen zu fördern. Therapie wird als etwas gesehen, das bewusste Entscheidungen und durchdachtes Handeln, gestützt auf vermehrten Zugang zu und vermehrter Bewusstheit von innerem Erleben und Gefühlen, leichter macht. Wenn Klienten also in der Lage sind, ihr Erleben mit Worten wie „Ich fühle mich traurig“ oder „Ich fühle mich so nutzlos in meiner Familie, wie ein Anhängsel“ zu symbolisieren, schaffen sie Bedeutungen, die ihr Leben leiten.

Psychologische Gesundheit wird als die Fähigkeit verstanden, sich kreativ auf Situationen einzustellen und neuartige Reaktionen, Erfahrungen und Narrative zu schaffen. Das Ziel einer Behandlung ist es, maladaptive emotionale Reaktionen zu verändern und Zugang zu adaptiven emotionalen Reaktionen zu bekommen, um so einen *Prozess des Werdens* zu steuern. Als Ursache für Dysfunktionen werden eine Reihe verschiedener emotionaler Mechanismen gesehen, wie der Mangel an emotionaler Bewusstheit, Vermeidung oder Verleugnung emotionalen Erlebens, Erinnerungen an erworbene maladaptive emotionale Schemata, die Schaffung von Narrativen, die übermäßig starr oder dysfunktional sind (Bedeutungsschaffung), Konflikt zwischen zwei emotionsbasierten Selbstanteilen und ungelösten Gefühlen zwischen dem Selbst und anderen (Greenberg / Watson 2006).

Die EFT zielt darauf ab, Klienten bei der Entwicklung emotionaler Kompetenz und emotionaler Intelligenz zu unterstützen (Greenberg 2002). Emotionale Kompetenz beinhaltet

1. Zugang zu emotionalem Erleben zu haben,
2. die Fähigkeit, maladaptive Emotionen zu regulieren und zu verändern, und
3. die Entstehung positiver narrativer Identitäten.

Letztendlich steigert die emotionale Kompetenz die Fähigkeit eines Menschen, mit Problemen zurechtzukommen, die das Leben mit sich bringt. Sie fördert die innere und die zwischenmenschliche Harmonie.

Fazit

Die EFT geht von der zentralen Idee aus, dass Emotionen zwar grundsätzlich adaptiv sind, dass sie aber aus unterschiedlichen Gründen problematisch werden können: in der Vergangenheit entstandene Traumata, mangelnde Fertigkeiten (z. B. nicht gelernt zu haben, Emotionen im Gewahrsein zu symbolisieren, oder gelernt zu haben, sie zu ignorieren oder als unwichtig beiseitezuschieben) oder Emotionsvermeidung (aus Angst vor den Auswirkungen, die sie auf einen selbst oder auf andere haben könnten). Die Emotionsvermeidung beraubt Menschen jedoch eines Teils ihrer Intelligenz. Emotionen machen nämlich deutlich, was in einer bestimmten Situation wichtig für sie ist, und leiten sie zu den Handlungen, die nötig sind, um das zu bekommen, was sie brauchen oder wollen. Das Wissen, dass wir uns wütend oder traurig fühlen, vermittelt uns die Information, dass unsere Bedürfnisse nicht befriedigt sind. Daher ist ein Bewusstsein für das, was wir fühlen, ein erster Schritt, der uns hilft, die Art des Problems zu identifizieren. Dann kann man herausfinden, welche Handlungen in bestimmten Situationen am angemessensten sind. Im Laufe der Zeit bekommen Menschen dadurch, dass sie ihre Emotionen wahrnehmen und die Fähigkeit besitzen, sie sich wieder anzueignen, zu regulieren, zu nutzen und, wenn nötig, zu verändern, ein Gefühl von Kontrolle und können effektiver funktionieren. Ein zentraler Grundsatz der EFT besagt, dass man ein Gefühl fühlen muss, um es verändern zu können.

In der EFT wird Klienten geholfen, ihre Emotionen besser zu identifizieren, zu erleben, zu akzeptieren, zu regulieren, zu explorieren, sie mithilfe von Verbalisierungen zu verstehen, sie zu verändern, zu nutzen und flexibel damit umzugehen. In der Folge sind sie besser in der Lage, bisher vermiedene Emotionen zu tolerieren, und finden leichter Zugang zu den wichtigen Informationen, die Emotionen über ihre zentralen Bedürfnisse, Ziele und Anliegen übermitteln. Emotionsbewusstheit verschafft zudem Zugang zu den in Emotionen enthaltenen Handlungstendenzen, was Menschen hilft, sich auf ihre Ziele zuzubewegen. Die EFT hilft Menschen auf diese Weise, emotionale Informationen und Handlungstendenzen geschickter einzusetzen und vitaler und adaptiver zu leben.

Dieser Ansatz wird immer populärer und trifft auf immer breitere Akzeptanz. Angesichts der Tatsache, dass er mittlerweile wissenschaftlich fundiert ist, wird er inzwischen an Hochschulen und im Rahmen von Programmen für externe Therapeuten unterrichtet. Kognitiv-verhaltensbezogene Ansätze richten ihre Aufmerksamkeit auf Emotionen und assimilieren inzwischen viele Aspekte der EFT. Sowohl die psychodynamische Therapie, die sich theoretisch immer schon mit Emotionen beschäftigt hat, und die systemische Theorie, die das nicht getan hat, widmen dem Erleben von Emotionen in Therapiesitzungen und in Beziehungen mittlerweile viel mehr Aufmerksamkeit.

2 Geschichte

Die emotionsfokussierte Therapie (EFT) entstand aus der personzentrierten Therapie, der Gestalttherapie und aus erlebensorientierten und existentiellen Therapieansätzen, im Lichte moderner kognitiver Theorie und Emotionstheorie betrachtet. Diese humanistischen und erlebensorientierten Psychotherapieansätze bildeten zusammen die sogenannte *Dritte Kraft*, die in den 1960er und 1970er Jahren als Alternative zu Behaviorismus und Psychoanalyse über Nordamerika hinwegfegte. Die Humanisten boten eine positivere Einstellung zur menschlichen Natur als die im behavioristischen und dynamischen Ansatz implizierten deterministischen Ansichten. Nach humanistischer Auffassung verfügt jeder Mensch über Ressourcen und ist zu Gewahrsein und Entscheidungen fähig. Subjektives Erleben wird als ein Verhaltensweisen beeinflussender Faktor betrachtet. Außerdem wird bei jedem Menschen ein Potential sowohl für Handlungsfähigkeit als auch für Kreativität vorausgesetzt.

Die EFT hat sich über ihre Ursprünge in der Dritten Kraft hinaus entwickelt. Sie hat sich dabei der Fortschritte in emotionsorientierter und kognitiver Wissenschaft und in der Erforschung psychotherapeutischer Veränderungsprozesse (Greenberg 1986) bedient, um einen neo-humanistischen, prozessorientierten und emotionsfokussierten Behandlungsansatz zu formulieren. Die EFT ging aus einer Studie über mäßig belastete Menschen mit interpersonellen Problemen hervor. Sie ist aber inzwischen erfolgreich auf eine Reihe anderer Populationen und diagnostischer Gruppen wie Depression, Trauma und Partnerkonflikte und neuerdings auch auf Essstörungen, Borderline-Persönlichkeitsstörung und Angststörungen ausgedehnt worden (Dolhanty / Greenberg 2007; Greenberg / Watson 2006; Warwar et al. 2008). Die Entwicklung der EFT wird in diesem Kapitel umrissen: Auf eine Zusammenfassung der Theorien, aus denen sie hervorgegangen ist, folgt eine Beschreibung der zusätzlichen Konzepte, die ihre Entstehung als eigenständigen Ansatz beeinflusst haben.

Personzentrierte Theorie

Die Ursprünge der EFT lassen sich zum personzentrierten Ansatz (Rogers 1959) zurückverfolgen. Bei diesem Ansatz wird Dysfunktion als Folge einer *Diskrepanz zwischen Selbstkonzept und Erfahrung* gesehen. Wenn das Gewahrwerden einer Diskrepanz zwischen Selbstkonzept (ich bin stark) und Erfahrung (sich schwach fühlen) droht, reagiert der Mensch mit Angst. Rogers postulierte, dass *organismische Erfahrung die Grunddaten* der Existenz liefert, wobei Erfahrung alle Ereignisse im Organismus umfasst, die potentiell der Gewahrwerdung zugänglich sind. Nach Rogers' Auffassung von Motivation stellt die *Aktualisierung* der menschlichen Potentiale die primäre Triebkraft in allen menschlichen Verhaltensweisen dar. Rogers glaubte außerdem, dass Menschen, wenn sie von dieser Tendenz geleitet werden, vertrauenswürdig, verlässlich und konstruktiv sind. Wie Rogers geht die EFT von einer Tendenz zu Wachstum und Entwicklung aus, übernimmt aber nicht die Ansicht, dass die Menschen auf eine Aktualisierung all ihrer Fähigkeiten hin orientiert sind, was den Drang impliziert, so gut wie irgend möglich zu sein. Stattdessen sieht die EFT im Menschen die Tendenz, sich der Umgebung anzupassen, in der er lebt, und wertet dies eher als eine Orientierung in Richtung einer Entwicklung von Komplexität und Überleben (Greenberg et al. 1993b).

Obwohl Rogers von einer Hauptmotivation ausging, brauchte er zwei weitere motivationale Konstrukte, damit seine Theorie einen Sinn ergab. Das erste war die Vorstellung von einem organismischen Bewertungsprozess als dem eigentlich Handelnden. Dieser Prozess schätzt ab, ob etwas gut oder schlecht für den Organismus ist, und lenkt die Aktualisierungstendenz. Das zweite Konstrukt war im Wesentlichen eine weitere Hauptmotivation: ein Bedürfnis nach positiver Beachtung durch andere, aus dem sich die *Wertebedingungen* ergeben, die das Selbstkonzept von Menschen beeinflussen und dazu führen, dass sie werden, was sie in den Augen anderer „sein sollten". Durch die Selbstaktualisierungstendenz, einem Teil der Aktualisierungstendenz, wird das Selbstkonzept aufrechterhalten.

Wenn zwischen der Aktualisierungstendenz und dem Bedürfnis, das Selbstkonzept und die positive Beachtung durch andere aufrechtzuerhalten, ein Konflikt entsteht, liegt eine Lösungsmöglichkeit für das Individuum darin, das Gewahrwerden seiner organismischen Erfahrung zu verzerren oder zu leugnen. Falls sich jedoch Lebenssituationen ergeben, in denen eine Verzerrung oder ein Leugnen schwierig beizubehalten sind, wird der Mensch ängstlich oder verhält sich defensiv und zeigt normalerweise einen gewissen Grad an psychologischer Störung. Andere Möglichkeiten, die Konsistenz aufrechtzuerhalten, die so nicht von Rogers dargelegt, aber in der EFT formuliert werden, bestehen darin, sich selbst oder andere für das Aufstellen von Bedingungen anzugreifen oder das Bedürfnis nach der Wertschätzung anderer zu leugnen (radikale Unabhängigkeit).

Nach Rogers' Ansicht (1959) ist die personzentrierte Therapie wirksam, weil die therapeutische Beziehung als ein Gegenmittel zu den introjizierten Wertebedingungen wirkt. Die Klienten machen die korrektive Erfahrung, so gesehen zu werden, wie sie sind (Empathie), und aufrichtig (Kongruenz) und bedingungslos (bedingungslose positive Wertschätzung) als diejenigen akzeptiert zu werden, die sie sind. Als emotionsfokussiert arbeitende Therapeuten übernehmen wir diese Kernbedingungen als unsere Basis. Außerdem gehen wir davon aus, dass die Verringerung der Angst im Umgang mit anderen Menschen, die diese Bedingungen bewirken, nicht nur an und für sich heilsam ist, sondern den Klienten auch erlaubt, mehr intrapersonelle Angst zuzulassen. Das hilft ihnen, bisher geleugnetes oder verzerrtes, Angst erzeugendes inneres Erleben zu fokussieren und zu explorieren (Greenberg et al. 1993b; Rice 1974).

Nach und nach begann die Prozessforschung Einfluss auf Rogers' Theorie zu nehmen und wies nach, dass das unmittelbare Erleben von Klienten im Rahmen einer Psychotherapie mit dem Ergebnis der Therapie verknüpft ist (Gendlin et al. 1960; Kiesler et al. 1967). Rogers (1959) entwickelte also ein Konzept, das sieben Stufen im Prozess des Klienten beschreibt, die in einer Prozessskala operationalisiert wurden. Gendlin entwickelte eine daran angelehnte Erlebensskala, die feststellte, in welchem Ausmaß das Individuum von seinem Erleben entfernt oder mit ihm verbunden ist (Klein et al. 1969).

Erlebensorientiertes Focusing

Gendlin (1962) präsentierte seine eigene Auffassung von Psychotherapie, bei der das Erleben, der Prozess konkreten körperlichen Fühlens, das Grunddatum psychologischer Phänomene darstellt. Gewahrsein für dieses Grunddatum betrachtete er als wesentlich für gesundes Leben. Gendlin argumentierte, dass zu einem optimalen Selbstprozess das stetig wachsende Erleben als ein Prozess gehört, in dem gefühlte Bedeutungen mit verbalen Symbolen interagieren und eine explizite Bedeutung schaffen. Gendlin entfernte sich dabei von den strukturelleren Verleugnung-Inkongruenz-Modellen hin zu einer *prozessorientierten Auffassung* menschlicher Funktionsweise. Die EFT übernimmt diese prozessorientierte Auffassung.

Als Ursache für eine Dysfunktion wurde eine Blockade des Erlebensprozesses genannt. Nach Gendlins Ansicht (1962) bestand das Problem nicht so sehr im Inhalt der Wahrnehmung, sondern eher in der Art des Erlebens. Bei einer Dysfunktion bestand das Problem eher im Erleben von Struktur und Muster und nicht so sehr in der Unmittelbarkeit des gegenwärtigen Ereignisses. Zu effektiver Prozessorientierung in einer Therapie gehörte demnach, die Aufmerksamkeit der Klienten auf ihr gegenwärtiges Erleben zu lenken, und dies, so zeigte sich, hat Auswirkungen auf Physiologie und Bedeutungsschaffung. Gendlin (1996) bezeichnete diesen Prozess als *Focusing*.

Im Mittelpunkt von Gendlins (1996) Gedanke stand die Idee, dass sich das menschliche Erleben durch eine reiche Komplexität auszeichnet, die sich konzeptuell und sprachlich nur bis zu einem beschränkten Grad artikulieren lässt. Zum Erleben eines Menschen gehört immer mehr, als sich in Worte oder Konzepte fassen lässt. Wenn Menschen jedoch ihre Aufmerksamkeit auf ihr Erleben richten, lassen sich Worte und Symbole finden, die ihre Erfahrung beschreiben. Beim Focusing geht es darum, Worte mit Erfahrungen abzugleichen und etwas Passendes zu finden, das ein Gefühl von Gewissheit hervorruft („Ja, das trifft es"). Für das „es", das getroffen wird, verwendet Gendlin den Begriff *felt sense*. Ein wichtiger Grundsatz war, dass der Felt Sense auf unterschiedliche Weise artikuliert werden kann, der Ausdruck jedoch nicht austauschbar ist. Der Felt Sense ist insofern vage, als es noch keine Worte dafür gibt – er ist jedoch insofern ganz präzise, als nur bestimmte Worte dazu „passen". Das Implizite explizit zu machen wird zum Prozessziel der psychotherapeutischen Behandlung.

Es ist die Interaktion zwischen dem kontinuierlichen Prozess des Fühlens und der Aufmerksamkeit, die darauf gerichtet wird, die ein bestimmbares Gefühl entstehen lässt, ein „das". Das Gefühl wird dann als eines von einer bestimmten Art erkannt. Gendlin nannte das, worauf man sich auf diese Weise unmittelbar beziehen kann, einen *direkten Bezugspunkt.* Ihn zu symbolisieren heißt in Gendlins Terminologie, ihn weiterzutragen. Wie Purton Campbell (2004) anmerkte, ist es daher unmöglich, eine scharfe Trennung zwischen Finden und Machen, Entdecken und Erschaffen zu ziehen. Wenn wir einen Ball in der Hand halten, bestimmen Hand und Ball die Art und Weise, wie wir greifen. Das zu erleben, was der Bezugspunkt impliziert, *impliziert* das, was als Nächstes kommt, wenn es aufmerksam aufgegriffen wird. „Implizieren" ist nicht mit einer logischen Implikation gleichzusetzen, es braucht noch etwas, um es abzurunden. Automatische emotionale Reaktionen und unausgesprochene Bedeutungsschaffung können auf diese Weise einen körperlichen Felt Sense hervorrufen. Da er jedoch nicht im Zentrum des Gewahrseins ist, wird er ignoriert. Der Felt

Sense impliziert, was gefühlt wird. Solange der Klient jedoch seine Aufmerksamkeit nicht auf den Felt Sense richtet, wird er nicht ausreichend in eine Form organisiert, die als ein Gefühl erkannt werden kann, und kann daher nicht verarbeitet werden.

Sprache wird hier also als etwas gesehen, was Bedeutung schafft, und nicht als etwas, das seine Bedeutung dadurch erhält, dass es „entspricht", „reflektiert" oder „deckungsgleich ist mit" einer nichtsprachlichen Realität. Symbolisierung wird demnach nicht länger als etwas betrachtet, das eine Deckung zwischen Symbolen und Erfahrung beinhaltet. Das reformuliert Rogers' Idee von der Kongruenz und fügt einer phänomenologischen Perspektive ein komplexes konstruktivistisches Element hinzu. Die EFT übernimmt diese Art der konstruktivistischen Perspektive. Sie betrachtet die Interaktion zwischen Emotion und Symbol als wesentlich für die Bedeutungsschaffung.

Der Felt Sense unterscheidet sich von emotionalen Reaktionen wie weinen oder schreien. Diese Reaktionen beinhalten Handlungen, die sehr spezifische Verhaltensformen darstellen. Bei diesen verlieren wir wahrscheinlich die Spur der Komplexitäten der Situation, in der wir uns befinden. Zu einem Felt Sense gehört ein implizites Gespür für die Erfordernisse der Situation, das sich unmöglich vollständig in Worte fassen lässt. Wenn Gendlin vom Felt Sense sprach, meinte er keine explizite Emotion (z.B. Angst, Wut, Trauer), und er meinte auch keine körperliche Empfindung (z.B. Schmerz, Engegefühl). Der Felt Sense der gesamten Situation von Trauer über einen Verlust enthält mehr als nur Traurigkeit. Er schließt ein Gespür für das Vermissen eines geliebten Menschen ein, das Gefühl für die Unersetzbarkeit und die einmalige Bedeutung dieses Menschen für das eigene Leben und das Gefühl, dass man nicht weiß, wie man ohne den anderen weitermachen soll. Der Felt Sense unterscheidet sich von Emotionen. Nach Gendlins Auffassung sind Emotionen spezifischere Reaktionen auf bestimmte Arten von Situationen und erfassen weniger von der einzigartigen Komplexität als der Felt Sense.

Wenn Gendlin jedoch von Emotionen sprach, bezog er sich oft nur auf Erfahrungen, bei denen Individuen von ihren Emotionen überwältigt werden. Er nannte diese *sheer emotions, bloße Emotionen*. In der EFT wird zwischen verschiedenen Arten von Emotionen unterschieden, und Gendlins Idee der bloßen Emotionen wird so verstanden, dass er damit eine bestimmte Klasse von Emotionen (sekundäre Emotionen) meint. Emotionsfokussiert arbeitende Therapeuten stimmen mit seinen Argumenten gegen das Abreagieren von Emotionen und gegen die kathartische Wirkung des emotionalen Ausdrucks überein. Doch wir unterstellen, dass primäre Emotionen nicht so sehr bloße Emotionen im Sinne Gendlins sind, sondern fundamentale Aspekte dessen, was unmittelbares Erleben ausmacht. Wir gehen davon aus, dass es wichtig ist, Zugang zu diesen Emotionen zu finden und sie auszudrücken, weil sie uns Informationen zu Handlungstendenzen und Bedürfnissen liefern.

Während Gendlin und Rogers also das unmittelbare Erleben als das Basisdatum der Existenz betrachteten, nimmt die EFT Emotionen als die Grundgegebenheiten und sieht das unmittelbare Erleben als eine höher einzuordnende komplexe Weiterentwicklung von Mischungen affektiver Reaktionen und Bedeutung, die sich aus einer stillschweigenden Synthese vieler Verarbeitungsebenen und -arten ergeben (Greenberg / Pascual-Leone 1995; 2001). Trauer als Reaktion auf einen Verlust ist die grundlegende Reaktion. Dagegen sind der Felt Sense der Unersetzlichkeit und der Einzigartigkeit des Verlorenen und das Gefühl, dass man nicht weiß, wie man weitermachen soll, eine komplexe Weiterentwicklung. Die EFT greift die Bedeutung von Gendlins Felt Sense auf und fügt die Anerkennung der Bedeutung von grundlegenden Emotionen und emotionaler Erregung hinzu. Emotionsfokussiert arbeitende Therapeuten glauben, dass man dem Felt Sense Aufmerksamkeit zuwenden und er symbolisiert werden muss, um Bedeutungen zu erschaffen. Sie glauben aber auch, dass die kategorischen Emotionen wie Angst, Wut oder Trauer erregt und reguliert werden müssen, um uns Zugang zu impliziten Beurteilungen, Handlungstendenzen und Bedürfnissen zu verschaffen, die uns mitteilen, was gut für uns ist, und uns dazu bringen, adaptiv zu handeln.

Für die praktische Umsetzung entwickelte Gendlin (1996) einen Ansatz, den er *Focusing* nannte. Die erste Phase des Focusing beinhaltet, dass dem körperlich spürbaren Felt Sense Aufmerksamkeit geschenkt wird. Während man das tut, wird der Felt Sense der Situation klarer. Er nannte die zweite Phase Entfaltung. Dadurch, dass man dem Felt Sense Aufmerksamkeit widmet, beginnt er sich zu „öffnen“, neue Bedeutungen treten zutage. Die dritte Phase des Focusing-Prozesses ist die *erweiterte Anwendung*. Hier erlebt man eine Flut von Assoziationen mit anderen Situationen, Umständen und Erinnerungen. Die vierte Phase des Focusing ist die *Änderung der Bezugnahme*. Dazu gehört eine Verschiebung dessen, „wie es sich alles anfühlt“, eine Verschiebung des ganzen Felt Sense des Themas.

Während Rogers anfänglich eine einzige therapeutische Intention in den Raum stellte (nämlich das eigene Verstehen zu überprüfen), brachte Gendlins Ansicht ein zweigleisiges Intentionsmodell ins Spiel: eine verständnisvolle Umgebung anzubieten, aber auch das Erleben zu vertiefen. Sich den unmittelbar gefühlten Daten der Erfahrung zuzuwenden wurde zu einem neuen Prozessziel, zusätzlich zu empathischem Verständnis. Aus dieser Auffassung entstand die erlebensorientierte Psychotherapie, bei der das

Vertiefen der Erfahrung als Schlüsselprozess und Ziel gesehen wurden. Die EFT knüpft an diese beiden Hauptabsichten an und erweitert den Ansatz um zusätzliche Absichten. Sie bietet einen markergeleiteten, prozessdirektiven Ansatz. Dieser betrachtet Therapie als etwas, das empathisches Verständnis, Vertiefung von Erleben plus eine Reihe von kontext-spezifischen Intentionen wie Fördern, Aufmerksamkeit, Ausdrücken, Regulieren und Symbolisieren beinhaltet, die vom Erkennen verschiedener Situationen innerhalb von Therapiesitzungen und Klientenzuständen abhängen. Die EFT bietet also ein multi-intentionales Therapiemodell, bei dem neben dem Vermitteln von Empathie und der Vertiefung des Erlebens verschiedene Methoden angewandt werden, um bestimmte emotionale Prozesse zu fördern.

Diese Übernahme vielfältiger multipler Intentionen und spezifischer Interventionen hat die Frage aufgeworfen, ob die EFT jeweils den personzentrierten, Gestalt- oder humanistisch-existentiellen Prinzipien treu bleibt. Klassische personzentriert arbeitende Therapeuten, für die Nondirektivität und die Haltungen des Therapeuten die wesentlichen Bestandteile der Therapie darstellen, neigen dazu, die Anwendung therapeutischer Techniken und Intentionen des Therapeuten als zu direktiv oder nicht den Beziehungsbedingungen entsprechend zu betrachten. Gestalttherapeuten unterstellen, dass jede Form von Intervention und Veränderungsprozess, die zielgerichtet oder verschreibend ist, offenem Experimentieren zuwiderläuft. Sie werten die Anwendung spezifischer Methoden als zu präskriptiv und nicht ausreichend authentisch oder relational. Die EFT nimmt für sich in Anspruch, *prozessdirektiv* und nicht *inhaltsdirektiv* zu sein. Solange das Verständnis des Therapeuten vom Erleben des Klienten dem Klienten nicht übergestülpt wird, gerät der Einsatz bestimmter Verfahren nicht notwendigerweise mit der Forderung nach einer bestimmten Beziehung zu dem Klienten oder der Ansicht in Konflikt, dass der Klient der Experte für sein eigenes Erleben ist. In der EFT ist der Therapeut nicht der Experte dessen, was der Klient erlebt oder erleben sollte. Er ist vielmehr ein Experte, der weiß, wie man dem Klienten helfen kann zu erleben. Der Einsatz von Techniken wird nicht als etwas betrachtet, das Klienten zum Erleben bringt, sondern als etwas, das das Erleben möglich macht.

Abgesehen von der Betonung auf Methoden besteht der unverwechselbare Beitrag der EFT darin, die Grundhaltungen des Therapeuten in der Beziehung zum Klienten um die markergeleitete Intervention erweitert zu haben. Diese Erweiterungen waren nie so gedacht, dass sie die Bedeutung der kurativen Aspekte der personzentrierten Beziehung und der Ich-Du-Beziehung mindern, in der Therapeut und Klient offen, echt und menschlich präsent und einander aufgeschlossen sind. Die Interventionsmethoden der EFT wurden immer schon als besondere Arten der Beziehungsgestaltung gesehen und nicht so sehr als technische Behandlungsmethoden, die den Klienten als ein Objekt betrachten. Weder verletzt die Anwendung dieser Methoden den Ich-Du-Dialog noch widerspricht sie der Auffassung, dass der Klient als Akteur zu sehen sei.

Gestalttherapie

Die Gestalttherapie (Perls 1947; Perls et al. 1951) ist ein wesentlicher Bestandteil der EFT. Wie Rogers ging auch Perls (1969) davon aus, dass viele Schwierigkeiten aus einem Konflikt zwischen einem Bild (Selbstkonzept), das der Mensch zu aktualisieren versucht, und dem erwachsen, was in der Gestalttherapie als die *Selbstaktualisierungstendenz* bezeichnet wird (das organismische Erleben bei Rogers). Nach Auffassung der Gestalttheorie stören Introjekte (Wertebedingungen) die Selbstaktualisierung, weil sie dazu führen, dass Menschen ihr Verhalten und Erleben nach ihren „sollte"-Normen ausrichten und nicht nach ihren Gefühlen und Bedürfnissen. Eine handelnde Instanz in der Persönlichkeit („ich") identifiziert sich entweder mit oder distanziert sich von Aspekten eines spontanen, präverbalen Niveaus des Erlebens, um ein „Selbst" zu bilden (James 1890). Gewahrsein des Prozesses der Identifikation und Distanzierung von Erfahrungen wird als der Weg zur Gesundheit bewertet. Das Gewahrsein der Funktionsweise gibt den Menschen die Möglichkeit zu wählen, ob und wann sie sich Erfahrungen aneignen und danach handeln wollen (Perls et al. 1951). Die Therapie bietet Klienten demnach Experimente willkürlichen Gewahrseins an, die das Erleben fördern, ein aktiv Handelnder in der Erschaffung ihrer Erfahrungen zu sein. So konnte der Mensch beginnen zu erfahren, „ich bin es, der denkt, fühlt, dies und jenes tut" (Perls et al. 1951).

Perls hatte sich der Idee einer inhärenten Organisationstendenz verschrieben und hob die Selbstregulierung als eine natürliche oder organismische Tendenz hervor. Seiner Einschätzung nach hing effektive Selbstregulierung davon ab, dass man Gefühle und Bedürfnisse mithilfe von sensorischer Bewusstheit unterscheiden kann. Eine Grundannahme besagte, dass der gesunde Organismus „weiß", was gut für ihn ist, und daher assimiliert werden sollte, und was schlecht ist, und daher verworfen werden sollte. Die Gestalttherapie vertrat eine dynamische Auffassung der Motivation, eine Feldtheorie, bei der das in der Situation dominanteste Bedürfnis in den Vordergrund kommt und das Feld organisiert. So ist eine Gruppe von Leuten auf einer Party danach organisiert, ob jemand Interesse daran hat, jemanden kennenzulernen, eine Mitfahrgelegenheit nach Hause braucht oder einen Job sucht. Organismische Weisheit funktioniert durch spontanes Hervortreten von Bedürfnissen, die das Handeln lenken. Das Leben besteht aus dem Wechsel von einem Bedürfnis, das aufkommt und befriedigt wird zum nächsten drängenden Bedürfnis, das aufkommt und befriedigt wird. Bedürfnisse scheinen nach dieser Theorie die grundlegendsten Prozesse zu sein. Allerdings bleibt ungeklärt, wie Bedürfnisse entstehen. In der EFT wird das Aufkommen von Bedürfnissen mithilfe von Schemaaktivierung erklärt.

Nach der Gestalttherapie (Perls et al. 1951) beinhaltet Gesundheit das Aneignen von aufkommenden Erfahrungen, dagegen beinhaltet Dysfunktion das automatische *Ablehnen* oder *Distanzieren* von dieser Erfahrung. Ein pathologischer Zustand oder Dysfunktion tritt auf, wenn der Bedürfnisbefriedigungsprozess unterbrochen wird. Das passiert, weil ein Mangel an Gewahrsein vorliegt. Eine Reihe von Unterbrechungsmechanismen, u.a. Introjektionen, Projektionen und Retroflexionen, blockieren das Gewahrwerden und verhindern den Kontakt mit der Umgebung und die Bedürfnisbefriedigung. Andere Phänomene wie ein Konflikt zwischen Polaritäten, Gewohnheiten, unerledigte Themen, Vermeidung und Katastrophisierung werden ebenfalls als wichtige Prozesse bewertet, die Gewahrwerdung und Bedürfnisbefriedigung blockieren und Dysfunktion hervorrufen. Außerdem gilt die Annahme, dass der Mensch aus Teilen besteht und durch die Integration von Polaritäten funktioniert. Im Wesentlichen wird eine modulare Theorie des Selbst postuliert. Nach dieser existieren verschiedene Teile der Person, die integriert werden müssen, und Dysfunktion tritt wegen eines Mangels an Integration auf. Alle diese Ideen sind in die EFT eingeflossen.

Gestalttheoretiker formulierten darüber hinaus ein Modell vom „Selbst als Prozess“ (Perls et al. 1951). Nach diesem Modell entsteht das Selbst im Erleben von Kontakt (d.h. ich „bin“ mein Erleben). Das Selbst wird auf diese Weise aus dem „Inneren“ der Person entfernt und wird ein Feldprozess (Perls et al. 1951; Wheeler 1991; Yontef 1995). Im Sinne des Prozesses ist das Selbst der Ort, an dem Inneres und Äußeres sich treffen, und zwar durch einen Vorgang, den die EFT und die dynamische Systemtheorie als eine dynamische Synthese aller Elemente des Feldes bezeichnen. Das Selbst wird auf der Oberfläche gebildet, nicht irgendwo tief im Innern, und es bildet sich kontinuierlich an der in ständigem Wandel begriffenen Grenze zwischen Organismus und Umwelt, um Bedürfnisse zu befriedigen, Probleme zu lösen und mit Hindernissen umzugehen. Nach dieser Auffassung gibt es kein wahres Selbst, und dem Feld (Umwelt) wird eine wichtige Rolle beim Verstehen von Erfahrungen zugeschrieben. Die dialektisch-konstruktivistische Theorie der Entstehung des Selbst, die die EFT vertritt, bezieht sich auf diese Auffassungen von der Funktion des Selbst: Sie betrachtet das Selbst als ein dynamisches selbstorganisierendes System, das zugleich handelt und im Moment entsteht, beeinflusst durch die Interaktion mit der Umwelt.

In der Gestalttherapie besteht der Hauptprozess darin, das Gewahrsein dadurch zu erweitern, dass die Aufmerksamkeit auf Gefühle, Empfindungen und motorische Prozesse gerichtet wird. Das Gewahrsein des Klienten wird auf disziplinierte Weise verfolgt, während es Kontakt mit der Umwelt aufnimmt oder sich daraus zurückzieht. Das Gewahrsein wird als ein kontinuierlicher Prozess verfolgt, der sich von einem Moment auf den anderen verändert, wenn ein Bedürfnis erkannt, ihm nachgegangen und es befriedigt wird, wenn ein Ziel erreicht oder ein Interesse verfolgt wird. Die Gestalttherapie bietet Klienten daher ein Mittel, sich der Art und Weise bewusst zu werden, wie sie Realität in dem Moment konstruieren, in dem sie stattfindet. Den Klienten soll so geholfen werden, ihren aktiven Anteil bei der Konstruktion von Wirklichkeit zu erleben und unerledigte Themen zu identifizieren und aufzuarbeiten, die den Kontakt mit der gegenwärtigen Realität behindern. Die EFT greift diese Aspekte der Gestaltpraxis auf.

Die Gestalttherapie arbeitet prozessdirektiv – der Therapeut äußert Vorschläge und Beobachtungen zum Prozess. Anfangs setzten Gestalttherapeuten keine empathische Resonanz ein, vielmehr wurde das abgestufte Experiment als wichtigste Form der Intervention eingesetzt. Zu dieser experimentellen Methode gehörte es, dass in der Sitzung Aufgaben gestellt wurden, nicht so sehr, um sie abzuarbeiten, sondern um etwas Neues zu entdecken. Im Wesentlichen gehörte zu dem Experiment ein „Versuchen Sie das“, auf das ein „Was erleben Sie jetzt?“ folgte. Die EFT hat eine Reihe von Schlüsselexperimenten von der Gestalttherapie übernommen und genauer definiert, wann sie am besten einzusetzen sind und welchen veränderungsfördernden Prozess sie unterstützen. Die EFT hat die für die Gestalttherapie charakteristische Betonung auf den Zugang und die Intensivierung emotionaler Erfahrungen und emotionalen Gewahrseins übernommen und hat diesen Elementen die personzentrierte Betonung auf die Vertiefung von Erfahrungen hinzugefügt. Erfahrungen im Gewahrsein lebendig zu machen und die Ränder des Gewahrseins abzusuchen – beides ist ein wichtiger Teil der EFT.

Existentielle Therapie

Die existentielle Therapie hat die von der EFT vertretene aufgeschlossenere Auffassung der menschlichen Natur und der ultimativen Belange des Lebens beeinflusst. Die Existentialisten neigen dazu, zukunftsorientierter zu sein. Sie sehen den Menschen als jemanden, der nach Zielen und Idealen strebt und von ihnen motiviert wird. Sie glauben an Möglichkeit, im Sinne von Potential, Fertigkeit oder geistiger Fähigkeit. Der Mensch existiert als ein Bündel von Möglichkeiten, um eine Beziehung zur Welt aufzunehmen, und zu jeder beliebigen Zeit wird eine bestimmte Möglichkeit ausgeführt. Darüber hinaus haben Menschen die geistige Fähigkeit zu verstehen, dass sie Möglichkeiten haben, und sind sich dieser Tatsache auch dann bewusst, wenn sie sie nicht ergreifen. Jedes Individuum muss wählen, welche Möglichkeiten ausgeführt werden und welche nicht, und nach Auffassung der Existentialisten ist der Mensch verantwortlich für diese Wahl. Die existentialistische Therapieform konzentriert sich daher darauf, Menschen bei der Wahl der Potentiale zu helfen, die sie ausführen.

Nach existentieller Auffassung geht der Existenz keine angeborene „Essenz" voraus, vielmehr determinieren Menschen sich selbst. Sie werden moralisch neutral geboren, mit einer Neigung zu Gesundheit und Krankheit und zu gut und schlecht. Ihnen wird jedoch eine angeborene Größe unterstellt, in dem Sinn, dass sie mit der Fertigkeit ausgestattet sind, den Unterschied zwischen gut und böse zu kennen und die geistige Fähigkeit besitzen zu wählen. Frankl (1959) spricht von einem „Willen zum Sinn" als einem fundamentalen menschlichen Drang. Die EFT übernimmt diese Ansicht, dass Bedeutungserschaffung ein zentrales Element in der menschlichen Funktionsweise darstellt.

Nach der existentiellen Theorie entsteht Dysfunktion aufgrund eines Mangels an Authentizität und einer Entfremdung von Erfahrungen. Daraus resultieren ein Mangel an Sinn, Isolation und ontologische Angst. Es herrscht eine unvermeidliche Angst über die „Gegebenheiten" der Existenz, die „letzten Dinge" wie Vergänglichkeit, Freiheit, Isolation und Sinnlosigkeit (May 1977; Yalom 1980). Die Angst, die das Gewahrsein eines Menschen gegenüber diesen „letzten Dingen" erzeugt, wird als Ursache für Abwehrmechanismen betrachtet, die die geistigen Fähigkeiten des Menschen blockieren, eine authentische Wahl zu treffen. Für den Existentialisten führt das Gewahrwerden der „letzten Dinge" zu Angst und Abwehr (May / Yalom 1989; Yalom 1980). Die EFT übernimmt den Fokus der existentiellen Therapie auf die „letzten Dinge" und die Wahlmöglichkeiten des Menschen als einen der möglichen Schwerpunkte einer psychotherapeutischen Behandlung.

Die Entwicklung der EFT zu einem eigenständigen Therapieansatz

Die EFT entwickelte sich aus einem forschungsbasierten Ansatz über das Verständnis von Veränderungsprozessen in der Psychotherapie (Greenberg 1979; Rice/Greenberg 1984), verbunden mit einem Interesse an der Rolle, die Emotionen in der menschlichen Funktionsweise spielen (Greenberg/Safran 1984; 1987). Laura Rice und ich begannen in den frühen 1970er Jahren an der Universität von York, psychotherapeutische Veränderungen als das Ergebnis zweier Faktoren zu sehen: einer helfenden Beziehung, die sich aus den klientenzentrierten Beziehungsbedingungen ergibt, und der Auswirkungen signifikanter Ereignisse im Rahmen der Therapie, die zu bestimmten Arten von Veränderungsprozessen und zu unterschiedlichen Arten von Veränderungen führen. Im Laufe der Zeit erkannten wir, dass bestimmte signifikante Veränderungsereignisse als kognitiv-affektive Probleme kategorisiert werden können. Sie sind dadurch markiert, dass der Klient bestimmte Zustände erreicht (Marker), die für bestimmte Arten von Interventionen zugänglich sind. Klienten wurden als aktiv Beteiligte angesehen, die versuchen, Probleme zu lösen, und deren Bemühungen Therapeuten durch bestimmte Interventionen fördern können. Wir bezeichneten die Bemühungen von Klienten und Therapeuten, eine Veränderung bei dem Problem herbeizuführen, als *Therapieaufgaben*. Dies führte zum markergeleiteten, prozessdiagnostischen Ansatz unterschiedlicher Interventionen, dem Markenzeichen der EFT. Bei den ersten beiden Aufgaben, mit denen wir uns intensiv beschäftigten, geht es um die Auflösung problematischer Reaktionen durch systematische evozierende Erschließung, einer Methode aus der personzentrierten Therapie, und die Auflösung von Spaltungen mithilfe des Zwei-Stuhl-Dialogs, der aus der Gestalttherapie stammt (Greenberg 1979; Rice/Greenberg 1984).

Parallel zu meiner klinischen Ausbildung in personzentrierter Psychotherapie und Gestalttherapie und dem Satir-Ansatz zu Systemen beschäftigte ich mich intensiv mit dem neo-piagetschen konstruktivistischen Modell mentaler Zustände von J. Pascual-Leone (1987). In diesem betrachtet er Erfahrung als etwas, das durch die automatische Aktivierung von Schemata und die Aktion willkürlicher Prozesse wie Aufmerksamkeit und Denken bestimmt wird. In diesem Modell können Situationen als Hinweisreize für eine bestimmte Reaktion dienen, doch als Handelnde können Menschen ihre Aufmerksamkeit auf Hinweisreize richten oder sie von ihnen abwenden. Auf diese Weise können sie ihre automatischen Reaktionen verstärken oder unterbrechen und ihre Reaktionen beeinflussen (J. Pascual-Leone/Johnson 1999). Dem Affekt kommt in diesem Modell die

Rolle des Verstärkers von Schemaaktivierung zu, er ist aber kein Schwerpunkt beim Modellieren kognitiver Problemlösestrategien.

Nach meiner Therapieausbildung und durch die intensive Beschäftigung mit dem Veränderungsprozess (Greenberg/Pinsof 1986; Rice/Greenberg 1984) wuchs in mir die Überzeugung, dass Emotionen eine zentrale Rolle bei psychotherapeutischen Veränderungen zukommen und dass Affekt sowohl die Schemaaktivierung als auch unsere Verarbeitung beim Lösen von Problemen im Alltag vorantreibt. Ich sah auch, dass Emotionen in den meisten Theorien über die menschliche Funktionsweise und Therapie ignoriert oder nicht klar konzeptualisiert worden waren. Anfänglich waren meine klinischen Anschauungen und die Entwicklung meiner Ideen durch die Arbeit mit Klienten in ambulanten Einrichtungen, privater Praxis und Beratungszentren an Universität und Schulen beeinflusst. Vertrauen und Akzeptanz in der Beziehung schienen die zentralen Elemente therapeutischer Wirksamkeit zu sein. Diese Form der Beziehungsgestaltung schuf Sicherheit, die nötig ist, um grundlegende Gefühle aufzudecken. Sie bot die Art von korrektiver emotionaler Erfahrung, die durch die empathische Einstimmung auf Affekte zustande kommt. Dies förderte die dyadische Regulierung von Affekten. Diese Populationen waren häufig emotional überreguliert, und es schien sehr wichtig, ihnen zu mehr Bewusstheit von Emotionen zu verhelfen und ihnen zu helfen, ihre emotionale Erfahrung zu erleben statt darüber zu reden.

Die Ursprünge der EFT wurden in zwei Büchern dargelegt, *Patterns of Change* (Rice/Greenberg 1984) und *Emotion in Psychotherapy* (Greenberg/Safran 1987), die die Grundlagen für markergeleitete Intervention und für das Verständnis für die Rolle von Emotionen in therapeutischen Veränderungen legten. Von Anfang an bestand mein Ziel eher darin, den Veränderungsprozess zu studieren und die Rolle der Emotionen in Einzel- und Paartherapie zu formulieren als eine Therapie mit einem Markennamen zu entwickeln (Greenberg/Johnson 1986; Greenberg/Safran 1984, 1986). Das Entstehen des Markennamens, EFT, wurde durch die in meinen Augen fragwürdige Tendenz im Feld diktiert, die Wirkung manualisierter Behandlungsmethoden zu testen. Obwohl ich von der Wichtigkeit empirischer Untersuchungen der Psychotherapie überzeugt bin, hat das Gewicht auf klinischen Versuchen als Maßstab vom Verständnis des Veränderungsprozesses weggeführt. Im Kontext der Bewegung der evidenzbasierten Behandlungsmethoden mussten Behandlungen jedoch manualisiert und ihre Wirkung getestet werden, um Validität zu haben und legitimiert zu werden. Also manualisierten wir einen Ansatz sowohl für die Einzel- als auch für die Paartherapie, und wenngleich diese Arbeit produktiv war, fühle ich mich letztendlich einem wissenschaftlich untersuchten integrativen Ansatz zu Behandlungen stärker verpflichtet als Therapien mit Etiketten. Therapieschulen basieren oft mehr auf Politik, Wirtschaft und Macht als auf Wissen.

Neben meinem wachsenden Verständnis der Rolle der Emotionen bei Veränderungen fand eine wichtige parallele Entwicklung in meinem Denken statt, als ich die Rolle konzeptualisierte, die das therapeutische Bündnis bei Veränderungen spielt. Im Jahr 1974 nahm ich bei der Society of Psychotherapeutic Research an der ersten Vorstellung von Bordins Konzept eines Arbeitsbündnisses als Grundelement von Veränderung teil. Laura Rice gehörte zu den Podiumsteilnehmern und stellte unsere Auffassung der Bedeutung von Aufgaben im Rahmen einer Therapie vor. Nach Bordin (1979) konstituiert sich das therapeutische Bündnis durch die Art der Bindungsbeziehung, die durch eine Übereinkunft über die Ziele entsteht, und durch die wahrgenommene Aufgabenrelevanz. Bei den beiden letzten Aspekten handelt es sich um eine Operationalisierung der Idee von Zusammenarbeit im Rahmen der therapeutischen Arbeit. Ich ermunterte einen meiner Doktoranden (Adam Horvath), das Working Alliance Inventory in seiner Dissertation zu entwickeln, was er tatsächlich tat. Dort stellten wir fest, dass die Allianz, und vor allem die Komponenten, bei denen es um Zusammenarbeit ging, in der Ergebnisprognose effektiver war als die wahrgenommene Empathie oder die Bindungskomponente der Allianz (Horvath / Greenberg 1989). Auf diese Weise kam ich dazu, die wahrgenommene Aufgabenrelevanz und die gemeinsame Arbeit an Aufgaben als aussagekräftiger für eine Prognose zu sehen als Empathie. Mit der Zeit begriff ich, dass zu der gemeinsamen Arbeit eine Inszenierung empathischen Verstehens gehört. Sie führt zu einem Angebot angemessener Interventionen, die zu den Bedürfnissen der Klienten passen. Mir wurde klar, dass diese Inszenierung sogar hilfreicher ist als eine bloße verbale Kommunikation des Verstehens der inneren Welt des Klienten. Gemeinsame Arbeit an Aufgaben wurde also zusätzlich zu der Kommunikation von Empathie ein wichtiges Grundprinzip des EFT-Ansatzes und ein Grundbestandteil unserer Theorie über Beziehungen.

Im Jahr 1981 nahm ich mein erstes Sabbatjahr, in dem ich mich als externer Therapeut am Mental Research Institute in Palo Alto unter Carlos Sluzki mit systemischen Ansätzen beschäftigte. Dort begann ich, die emotionsfokussierte Perspektive, die ich in der Einzeltherapie entwickelt hatte, mit einer systemisch-interaktionalen Perspektive zu verbinden, um einen integrativen emotionsfokussierten Ansatz zur Paartherapie zu entwickeln und zu erforschen. Dann entwickelte ich ein Forschungsprogramm an der University of British Columbia, um zu sehen, ob Paare interpersonelle Konflikte auf ähnliche Weise lösten wie bei der intrapsychischen Konfliktlösung, mit der ich mich im Rahmen der Einzeltherapie beschäftigt hatte (Greenberg 1979; Greenberg/Clarke 1979; Greenberg/Webster 1982). Um das zu tun, entwickelte ich das Manual für die emotionsfokussierte Paartherapie (EFT-P) gemeinsam mit meiner Doktorandin, Sue Johnson. Darin wurden systemische Perspektiven in einen erlebensorientierten Ansatz assimiliert (Greenberg/Johnson 1986; 1988).

Der Beitrag der EFT-P zu einer systemischen Ansicht bestand im Fokus auf die Rolle der Emotionen beim Aufrechterhalten negativer Zyklen und den Einsatz von Emotionen mit dem Ziel, negative interaktionale Zyklen zu durchbrechen und neue Interaktionsmuster zu schaffen (Greenberg/Johnson 1986; 1988). Negative Zyklen wurden im Sinne von verletzlicheren grundlegenden Gefühlen und Bedürfnissen umgedeutet. Der Schwerpunkt lag sowohl auf der Bedeutung einer emotionalen Offenlegung von Vulnerabilität, die dadurch zustande kommt, dass man Verbindung herstellt, als auch auf dem Fördern empathischer Responsivität offengelegter Vulnerabilität gegenüber. Die EFT-P fügte also der systemischen Arbeit mit Interaktion die erlebensorientierte Arbeit mit Gefühlen hinzu. Durch den Fokus auf Emotionen brachte sie das Selbst ins System zurück.

Nachdem ich 1986 viel mit Paaren und Familien gearbeitet hatte, wandte ich mich erneut dem erlebensorientierten Veränderungsprozess in der Einzeltherapie zu, diesmal im Kontext der Lösung interpersoneller Verletzungen (Greenberg/Malcolm 2002; Paivio/Greenberg 1995), und der Behandlung von Depressionen (Greenberg et al. 1993b; Greenberg/Watson 2006; Greenberg et al. 1998a). Zu diesem Zeitpunkt hatte ich einen kompletten Behandlungsstil entwickelt, der mehrere Elemente kombinierte. Die empathische Begleitung des Klienten kam aus der personzentrierten Therapie. Dagegen stammte das Prozessleiten aus einem Gestalt-experimentellen Stil und aus der Arbeit mit Paaren, bei der gelenkte Interaktion und die Förderung von Rollenspielen eingesetzt wurden. Zusammen mit Laura Rice und Robert Elliott stellte ich die Grundprinzipien des Prozess-erlebensorientierten Ansatzes dar, basierend auf einem markergeleiteten prozessdirektiven Behandlungsansatz, der den Schwerpunkt auf die Veränderung von emotionalen Schemata legte (Greenberg et al. 1993b).

Entwicklung bis heute

Nachdem die Effektivität eines emotionsfokussierten, Prozess-erlebensorientierten Behandlungsansatzes in der Behandlung von Depressionen, Partnerkonflikten, der Lösung interpersoneller Probleme und Traumata

(Goldman et al. 2006; Greenberg et al. 1998a; S. M. Johnson / Greenberg 1988; Paivio / Greenberg 1995; Paivio / Nieuwenhuis 2001; Watson et al. 2003) unter Beweis gestellt worden war und wir eine Reihe von Studien abgeschlossen (die in Kap. 5 in diesem Buch beschrieben werden) und Prozess und Ergebnis miteinander in Beziehung gesetzt hatten, war es Zeit, die Grundprinzipien eines alles überspannenden emotionsfokussierten Ansatzes über die menschliche Funktionsweise zu artikulieren. Diese wurden in dem Buch *Emotion-focused Therapy: Coaching Clients to Work Through Their Feelings* (Greenberg 2002) (dt.: Emotionsfokussierte Therapie: Lernen, mit den eigenen Gefühlen umzugehen, 2006) detailliert dargelegt. In diesem Buch wurde der Begriff *emotionsfokussierte Therapie* als Oberbegriff für den Einzel- und den Paartherapieansatz geprägt, um näher an dem Begriff „emotion-focused coping“ (emotionsfokussierte Bewältigungsstrategien) zu bleiben, der sich unter amerikanischen Psychologen eingebürgert hatte (Greenberg 2002). Die Idee vom Therapeuten als Emotions-Coach wurde eingeführt. Sie ergänzte die Bemühungen, die in dem Buch *Emotion in Psychotherapy* (Greenberg / Safran 1987) begonnen und in *Working with Emotions in Psychotherapy* (Greenberg / Paivio 1997) fortgesetzt worden waren, mit dem Ziel die Rolle der Emotionen in der Therapie zu verstehen. Außerdem begann der emotionsfokussierte Ansatz unterrichtet zu werden und wurde in einer Reihe multikultureller Kontexte praktisch umgesetzt und erwies sich mit einigen Abänderungen als anwendbar. Wir fanden, dass mehr Vertrauen und mehr explizite Argumente nötig sind, um an stärker gemeinschaftlich orientierte kulturelle Kontexte angepasst zu werden, in denen der Ausdruck von Emotionen aus Rücksicht auf die Wirkung auf den Gegenüber restriktiver gehandhabt wird.

Zu diesem Zeitpunkt wurde die theoretische Bedeutung der grundlegenden maladaptiven emotionalen Schemata eines Individuums in psychologisch belastender Situation klarer artikuliert. Grundängste und Trauer der Menschen, die mit Verlassenwerden zu tun hatten, und ihre Scham und Furcht, die mit Invalidierung und Herabsetzung zu tun hatten, wurden ein Behandlungsfokus. Es wurde klarer, wie wichtig die Affektregulierung für die menschliche Funktionsweise ist. Ein zentrales Prinzip, die Veränderung von Emotionen durch Emotionen, wurde ebenfalls formuliert (Greenberg 2002; Greenberg / Watson 2006).

Seit den 1990er Jahren war ich mit der konstruktivistischen Psychotherapiebewegung involviert (Guidano 1995; Neimeyer / Mahoney 1995) und fand diese Ansicht und die sich daraus ergebenden narrativen Ansichten (Angus / McLeod 2004) hilfreich für das Artikulieren des bedeutungsschaffenden Aspekts der EFT. Eine dialektisch-konstruktivistische Perspektive der menschlichen Funktionsweise, basierend auf der Interaktion von emotionalen Schemata und Narrativen, wurde aus diesen Einflüssen entwickelt (Greenberg / Pascual-Leone 1995; 1997; 2001). Während dieser Zeit entwickelten einige Leute die EFT in unterschiedliche Richtungen. Sue Johnson und ihre Kollegen machten eine stärker bindungsbetonte Ausrichtung der EFT für Paartherapie (Johnson 2004) populär, was der EFT viel Beachtung verschaffte. Sandra Paivio entwickelte emotionsfokussierte Traumatherapie (Paivio / Pascual-Leone 2010), und Jeanne Watson verglich die EFT mit kognitiv-behavioristischen Behandlungsstrategien, was half, die EFT als evidenzbasierte Behandlungsmethode zu etablieren (Watson et al. 2003). Robert Elliott und Kollegen (2004b) präzisierten einige Aspekte der Behandlungsmethode, um das Erlernen der für die Umsetzung der EFT notwendigen Fertigkeiten zu unterstützen. Außerdem setzten sie ihre Arbeit zum Einsatz der EFT bei Angststörungen fort.

Gemeinsam führten die oben beschriebenen Entwicklungen zu einer Konkretisierung eines kompletten Ansatzes für den Einsatz der EFT bei der Behandlung depressiver Menschen und bei Paaren, die in den Büchern *Emotion-Focused Therapy of Depression* (Greenberg / Watson 2006) und *Emotion-Focused Couples Therapy: The Dynamics of Emotion, Power and Love* (Greenberg / Goldman 2008) (dt.: Die Dynamik von Liebe und Macht: Emotionsfokussierte Paartherapie, 2010) beschrieben werden. Ausgehend von der Rolle, die die Affektregulierung für das Aufrechterhalten von Bindung und Identität und für das Erlangen von Intimität spielt, erweitern diese beiden Bücher den emotionsfokussierten Ansatz um Behandlungsverlauf, Fallformulierung und eine Theorie menschlicher Funktionsweise.

3 Theorie

Dieses Kapitel beginnt mit einer Erörterung allgemeiner theoretischer Entwicklungen und einer für die emotionsfokussierte Therapie (EFT) charakteristischen Sichtweise der menschlichen Natur. Darauf folgt eine Darstellung der Rolle, die Emotionen und emotionale Schemata in der menschlichen Funktionsweise spielen. Die von der EFT vertretene dialektisch-konstruktivistische Theorie der Funktionsweise des Selbst wird beschrieben, nach der Erleben symbolisiert und daraus eine kohärente Narrative konstruiert wird. Den Schluss des Kapitels bildet eine Darstellung der Auffassung von Dysfunktion, die der EFT zugrunde liegt. Die klassischen Sichtweisen der humanistischen Therapie, wie sie im vorangegangenen Kapitel beschrieben wurden, wurden in der EFT durch eine Reihe von Ideen aus der aktuellen psychologischen Theorie ergänzt. Das Ziel war dabei, moderne Auffassungen von Emotionen, dynamischen Systemen und Konstruktivismus aufzunehmen und die Basis für ein umfassenderes Verständnis menschlicher Funktionsweise, Dysfunktion und Veränderungen zu schaffen (Greenberg 2002; Greenberg / Goldman 2008; Greenberg / Van Balen 1998; Greenberg / Watson 2006).

Allgemeine theoretische Entwicklungen

Die zeitgenössische *Emotionstheorie* (Frijda 1986; Greenberg 2002; Greenberg / Paivio 1997; Greenberg / Safran 1987) geht davon aus, dass Emotionen im Grundsatz adaptiv sind, und die EFT liefert die wissenschaftliche Basis für die Wachstumstendenz. Nach dieser Auffassung helfen Emotionen dem Organismus, komplexe situative Informationen rasch und automatisch zu verarbeiten, um eine Handlung anzustoßen, die geeignet ist, wichtige grundlegende Bedürfnisse zu befriedigen (z. B. Bindung, Identität). Emotionen bewerten schnell und automatisch, wie wichtig Situationen für das Wohlbefinden von Menschen sind, und lenken auf diese

Weise adaptive Handlungen. In Kombination mit der Auffassung von dynamischen selbstorganisierenden Systemen bietet diese Sicht der Emotionen eine adäquatere Erklärung für Rogers' organismischen Bewertungsprozess und Perls' organismische Weisheit.

In der EFT verbinden sich die humanistischen Perspektiven von Subjektivität und Wahrnehmung mit Epistemologie und Ansichten zu menschlicher Funktionsweise, die ihre Ursprünge in der *konstruktivistischen* Theorie haben. Die Menschen werden als dynamische selbstorganisierende Systeme verstanden, in denen verschiedene Elemente beständig miteinander interagieren, um Erleben und Handlung zu erzeugen (Greenberg / Pascual-Leone 1995, 1997; Greenberg / Van Balen 1998). Nach dieser Auffassung ist das „Ich" ein eigenständig handelnder Selbstaspekt oder eine selbst-narrative Stimme. Sie konstruiert eine kohärente Geschichte des Selbst, indem sie in einer gegebenen Situation verschiedene Aspekte des Erlebens miteinander verbindet. Diese Stimme hat jedoch keinen besonderen Status als „ausführendes Selbst". Vielmehr geht man davon aus, dass wir unaufhörlich bewusstes Erleben von vielen Verarbeitungsebenen zusammenfassen und Erleben und Realität ständig zu einem sinnvollen Ganzen formen (Greenberg / Pascual-Leone 1995, 1997; Greenberg et al. 1993b). Drei Hauptebenen der Emotionsverarbeitung – die angeboren-sensomotorische Ebene, die Ebene des schemabasierten emotionalen Gedächtnisses und die konzeptuelle Ebene – sind ermittelt worden (Greenberg / Safran 1987), und emotionsbasierten Schemata wird eine zentrale Rolle in der menschlichen Funktionsweise zugesprochen.

Die klassischen humanistischen Ansätze behandelten Erleben als etwas *Gegebenes* – es passiert einfach. Nach Auffassung der EFT lässt sich Erleben jedoch als die Synthese einer Reihe angeborener sensomotorischer Reaktionen und erworbener emotionaler Schemata verstehen (wie im nachfolgenden Abschnitt beschrieben wird), getönt durch konzeptuelle Erinnerungen, die alle in einer Situation aktiviert werden (Greenberg et al. 1993b). Dieser Sichtweise zufolge werden multiple Muster neuraler Aktivierung (Schemata) von denselben Auslösern erzeugt und agieren zusammen, um ein komplexes koordiniertes internales Feld herzustellen (Greenberg / Pascual-Leone 1995; 1997; 2001). Das internale Feld, aus seinen zugehörigen Schemata konstruiert, versorgt das Individuum mit einem Gefühl für internale Komplexität, auf die es sich beziehen kann. Es enthält in jedem beliebigen Moment weit mehr, als sich durch irgendeine explizite Repräsentation fassen lässt.

In der EFT wird die Kongruenz von Selbstkonzept und Erleben nicht mehr als der Mechanismus betrachtet, der hauptsächlich für Dysfunktion verantwortlich ist. Vielmehr entstehen Probleme teilweise aus der Art, wie

Erleben konstruiert wird. Abgesehen davon, dass Probleme nicht allein aus der Ablehnung von Erleben entstehen, geht man in der EFT auch davon aus, dass die Dysregulierung von Emotionen (d.h. wenn man von ihnen überwältigt wird) ebenso eine Problemursache darstellt wie maladaptive emotionale Reaktionen (z.B. Scham und Furcht), die das Ergebnis früherer Erfahrungen sind. Nach den Auffassungen der EFT haben die Menschen kein Selbstkonzept. Vielmehr stellen sie ihr Erleben aktiv in erzählender Form dar und konstruieren dabei Ansichten dessen, was sie und was andere sind und wie und warum Dinge passiert sind (Greenberg / Angus 2004; Greenberg / Pascual-Leone 1995). Menschen haben darüber hinaus viele unterschiedliche Ansichten von sich selbst, die sie ständig überarbeiten, während sie in einem kontinuierlichen Prozess damit beschäftigt sind, Kohärenz und Einheit zu schaffen. In jedem Moment sind Menschen der Ausdruck einer von vielen möglichen Ausprägungen ihres Selbst.

In der EFT ersetzt ein Prinzip der *Kohärenz* das traditionelle Prinzip der Kongruenz als entscheidenden Faktor für eine gesunde Funktionsweise. Es ist also nicht einfach so, dass „ich" meiner „Gefühle" gewahr werde, dass mein Selbstkonzept und mein Erleben übereinstimmen oder um es anders auszudrücken: Es ist nicht so, dass die Ursache für Dysfunktion in der Ablehnung fertig geformter Erfahrung liegt. Es ist vielmehr so: Entweder forme ich ein kohärentes Gefühl meiner selbst als wütend oder traurig, selbstsicher oder unsicher, um einige Möglichkeiten zu nennen, und dieser Form gelingt es, bisher unformulierte Aspekte meines Erlebens erfolgreich zu organisieren und zu einem kohärenten, in einer gegebenen Situation brauchbaren Ganzen zusammenzufügen. Oder ich entwickle keinen kohärenten Selbstsinn, also keine kohärenten Narrative. Zu einer adaptiven Funktionsweise gehören sowohl die Entdeckung des Erlebens als auch die Koordination unterschiedlicher Aspekte des Erlebens. Die Synthese verschiedener Verarbeitungsebenen erzeugt ein kohärentes Ganzes, das bewussten Sinn ergibt und mit dem man sich identifiziert, da es einen wesentlichen Bestandteil des eigenen Selbst darstellt. Diese Sichtweise trägt zur Lösung des sprachlich und gedanklich schwierigen Problems bei, das entsteht, wenn man von der Tätigkeit irgendwelcher fertig geformter, vorexistierender versteckter Inhalte oder Bedeutungen ausgeht, die ins Gewahrsein rücken und in ein Selbstkonzept aufgenommen werden. Vielmehr läuft ein kontinuierlicher Prozess ab, bei dem verschiedene Verarbeitungsebenen und Erfahrungsmodule gewürdigt und organisiert werden. Aus den Verarbeitungsebenen und Erfahrungsmodulen selbst wurde zuvor außerhalb des Gewahrseins eine Synthese gebildet, so dass ein komplexes internes Feld entsteht, das im Gewahrsein symbolisiert werden kann.

Von diesem Standpunkt aus gesehen agieren das Aufspüren des Erlebens und das Schaffen von Bedeutung parallel – keiner der beiden Prozesse hat den Vorrang vor dem anderen (Greenberg et al. 1993b; Greenberg / Safran 1987). Der Mensch ist ein aktiv Handelnder, der handelt, um sich seiner Bedürfnisse bewusst zu werden, und der Probleme kreativ löst, die aus der Interaktion mit der Umwelt entstehen. In Übereinstimmung mit der Feldtheorie der Gestalttherapie wird das Entstehen von Bedürfnissen nicht so sehr als ein innerer Drang, sondern vielmehr als Feldereignis gesehen, das auftritt, wenn interne und externe Elemente zu kohärenten Formen zusammengeführt werden.

Zusätzlich werden sowohl internes Erleben als auch interpersonelle Unterstützung als aktive Bestandteile des Veränderungsprozesses betrachtet. Bedeutung wird durch menschliche Aktivität geschaffen, im Dialog mit anderen, und Menschen werden als Schöpfer des Selbst gesehen, als das sie sich wiederfinden. Durch die Verknüpfung eines relationalen, auf die Mitmenschen bezogenen Modells mit einem Wachstumsmodell erscheinen Veränderungen als das Produkt sowohl der Selbstorganisation einer Art biologisch basierter, emotionsgelenkter Wachstumstendenz als auch eines echten Dialogs zwischen zwei Leuten. Veränderungen ergeben sich also durch die Mit-Konstruktion neuer Bedeutungen in einem Dialog zwischen Klient und Therapeut. In diesem Dialog spielt der Therapeut die aktive Rolle, indem er das emotionale Erleben der Klienten bestätigt und validiert. Auf diese Weise hilft er ihnen, eine Identität zusammenzufügen. Die therapeutische Präsenz (Geller / Greenberg 2002) in einem Ich-Du-Dialog (Buber 1958; 1965), in dem jeder Beteiligte für und durch den anderen präsent wird, wird als wichtig erachtet. Der Therapeut nimmt *Kontakt* mit dem Klienten auf und *bestätigt* ihn, indem er das interne Erleben des Klienten fokussiert und validiert, dass es einen Sinn ergibt.

Die Wachstumstendenz ist demnach dialektisch geleitet, von innen und von außen. Der interne Aspekt wird durch das emotionale System gesteuert, das Situationen im Hinblick auf das Wohlbefinden bewertet (Frijda 1986; Greenberg et al. 1993b; Greenberg / Safran 1987). Unterstützung für den Wachstumsprozess kommt vom Therapeuten, der sieht, wie der Klient sich um die Verbesserung seiner emotionalen Befindlichkeit bemüht, diese Bemühungen bestätigt und validiert und sein Augenmerk auf Möglichkeiten und Stärken richtet. Dadurch beeinflusst er, was im internen Erleben des Klienten aktiviert wird. Mit anderen Worten: Wachstum geschieht in einem interpersonellen Feld. Es wird dadurch gestärkt, dass es im Dialog fokussiert, symbolisiert und bestätigt wird. Wachstum entspringt also im wahren Wortsinn dem „Dazwischen“ zwischen zwei Menschen, die in einer gemeinschaftlichen Allianz zusammen auf das

Überleben, die Verbesserung und Bestätigung des Lebens des Klienten hinarbeiten. Die Fähigkeit des Therapeuten, dem Klienten zu helfen, Erleben zu erklären und implizite wachstumsorientierte Möglichkeiten zu fokussieren, ist ein wichtiges Element bei der Förderung der Richtungstendenz des Klienten.

Menschliche Natur und Motivation

Die EFT vertritt eine positive Sichtweise auf die menschliche Natur. Sie betrachtet Menschen nicht nur als Spielball biologisch verstärkter Kontingenzen, angeborener Begierden oder der Vergangenheit. Ihnen wird vielmehr ein Potential für Kreativität und Wirksamkeit und die Fähigkeit zu Bewusstheit und Entscheidungen unterstellt. Nach Auffassung der EFT sind Menschen auf Überleben und Wachstum ausgerichtet und lassen sich am besten verstehen, wenn man ihnen ein Streben nach adaptiver Lebensfähigkeit in der Umgebung unterstellt, in der sie sich befinden.

Die EFT vertritt eine integrative Auffassung von Motivation und geht davon aus, dass Erleben und Verhaltensweisen durch vielfältige Kräfte gesteuert werden. Motivation enthält sowohl das Element des Schiebens in Form von Wünschen und Bedürfnissen als auch das Element des Ziehens, insofern als Menschen durch Anreize und Konsequenzen oder Belohnung angetrieben werden. Wir sind aktiv Handelnde mit Absichten und Zielen, die mit einem sozialen Feld interagieren. Gewahrsein, Entscheidungsmöglichkeiten und Kontext sind die Faktoren, durch die Handlungen letztendlich bestimmt werden. Weil wir in einem sozialen Feld existieren, entstehen Erleben und Verhaltensweisen in enger Verbindung mit dem, was im Organismus und in der Umgebung passiert. Es gibt eindeutige kulturelle und subkulturelle Haltungen zu Emotionen und Regeln für emotionalen Ausdruck und emotionales Erleben, so dass Ausdruck sowohl von der Biologie als auch von der Kultur beeinflusst ist.

Menschen sind dynamische selbstorganisierende Systeme in ständigem Austausch mit ihrer Umgebung – sie formen und werden durch gegenseitige Regulierung geformt. Regulierung lässt sich in Selbstregulierung und Regulierung durch den anderen unterteilen. Bei der Selbstregulierung geht es darum, die eigenen Bedürfnisse zu befriedigen und die eigenen Ängste zu besänftigen. Bei der Regulierung durch den anderen werden Bedürfnisse durch andere befriedigt und Ängste besänftigt. Diese beiden Kräfte von Selbst und Anderem in gegenseitiger Regulierung existieren von Geburt an: Der Säugling verspürt Hunger, und sein Selbst organisiert das Saugen, während die Brust der Mutter die Milch produziert, die das Bedürfnis des Säuglings reguliert.

Affektregulierung wird als der zentrale Aspekt der Motivation angesehen. Menschen sind motiviert, die Emotionen zu haben, die sie haben wollen, und die Emotionen nicht zu haben, die sie nicht haben wollen. Eine solche Entwicklung macht Sinn, weil diese Tendenz Überleben und Wachstum unterstützt. Viele Handlungen und Interaktionen werden so durch gefühlte Befriedigung angetrieben – durch die Erregung und Freude, die wir verspüren, wenn Beziehungen unsere Bedürfnisse befriedigen oder wir unsere Ziele erreichen, und durch Scham, Ängste und Einsamkeit, wenn wir oder unsere Beziehungen scheitern. Nach Auffassung der EFT signalisieren Emotionen uns, was gut und was schlecht für uns ist, und wir halten unsere Identität aufrecht und verfolgen Verbindungen wegen der Gefühle, die diese Handlungen in uns auslösen (Greenberg / Goldman 2008). Wenn Berührungen nicht als beruhigend empfunden würden, würden wir ihnen keinen Wert beimessen, und wenn das Überwinden von Hindernissen kein Gefühl der Freude oder Erregung auslösen würde, würden wir nicht streben. Es ist wichtig festzuhalten, dass Menschen zwar in erster Linie bemüht sind, positive und keine „negativen" Emotionen zu verspüren, alle Emotionen aber in hohem Maße funktional sind. Menschen regulieren Emotionen selbst, weil sie ihre Ziele erreichen wollen und nicht einfach, weil sie auf Vergnügen aus sind. Ein Arzt oder ein Soldat wird stundenlang schwitzen und sich mühen, nicht um Lust oder Behagen zu verspüren, sondern eher um den Stolz der Erfüllung oder die Zufriedenheit über ein gerettetes oder zerstörtes Leben zu empfinden. Wohlbefinden zu suchen und Schmerz zu vermeiden werden hier nicht als die primäre Motivation angesehen. Es ist eher so, dass Menschen motiviert sind, ihre Emotionen zu regulieren, weil es förderlich für adaptive, überlebensorientierte Handlungen ist, wenn man bestimmte Emotionen hat.

Die EFT geht davon aus, dass Menschen motiviert sind, sowohl Bedeutung zu suchen als auch Affekte zu regulieren. Menschen sind in Bedeutung hineingeboren und streben unablässig nach Bedeutung. Unser Wille, Bedeutung im Leben zu finden, ist unsere Hauptmotivation zu leben. Bedeutung wird nicht gegeben, sie muss erlangt werden. Die Bedeutungsschaffung ist wesentlich für den Umgang mit Disstress. Bedeutung bringt außerdem positive Gefühle und sogar Wohlbefinden (Greenberg / Goldman 2008). Die Ziele der Menschen bestehen daher aus mehr als „sich gut fühlen". Bisweilen und unter bestimmten Umständen suchen sie negative Emotionen, ertragen Schmerz, stellen sich der Wut oder opfern sich selbst im Dienste höherer Gefühle wie Tugend oder Liebe oder für Werte wie Freiheit oder Gerechtigkeit. Zusätzlich beeinflusst die Kultur die Bedeutungen, die geschaffen werden, und die Art, wie Emotionen ausgedrückt werden.

Emotionstheorie

Die EFT betrachtet Emotionen als grundsätzlich adaptiv. Emotionen stellen unseren grundlegenden Modus der Informationsverarbeitung dar, bewerten Situationen schnell und automatisch auf ihre Relevanz für unser Wohlbefinden und erzeugen Handlungstendenzen, damit unsere Bedürfnisse befriedigt werden. Mithilfe von Emotionen reagieren Menschen automatisch auf ihre Einschätzung von Mustern von Geräuschen, Anblicken und Gerüchen und auf andere nonverbale Zeichen, mit denen Menschen ihre Absichten kundtun. Von dieser Art der automatischen Reaktion haben wir als Spezies seit Jahrhunderten, als Individuen seit Jahren profitiert. Eine durch Angst ausgelöste Fluchtbewegung bringt Sicherheit, Ekel verhindert unerwünschtes Eindringen, und in Trauer stößt man einen Schrei nach dem verlorenen anderen aus. Menschen reagieren mit Emotionen, und zwar automatisch, auf Muster von Hinweisen in ihrer Umgebung, die Neues, Geborgenheit, Verlust oder Entwürdigung signalisieren.

Die Emotionen von Klienten fungieren also als eine Art therapeutischer Kompass. Sie leiten den Klienten und den Therapeuten im Hinblick auf das, was für den Klienten wichtig ist und welche Bedürfnisse befriedigt (oder nicht befriedigt) werden. Ein zentrales Prinzip der EFT geht davon aus, dass Emotionen den Zugang zu Bedürfnissen, Wünschen oder Zielen und zu den Handlungstendenzen erschließen, die damit verbunden sind. Also hat jedes Gefühl ein Bedürfnis, und jedes Aktivieren eines emotionalen Schemas zeigt eine Richtung für Handlung auf, und zwar für eine Handlung, die der Befriedigung von Bedürfnissen zuträglich ist. Wenn ein Klient angibt, dass er sich traurig fühlt, übermittelt diese Feststellung die Botschaft, dass seine unausgesprochene Verarbeitung zu der Bewertung gelangt ist, dass er etwas Wichtiges verloren hat, Trost braucht und sich wahrscheinlich nach Verbundenheit sehnt. Dagegen wird in der Paartherapie das Ausdrücken grundlegender adaptiver Emotionen dem Partner gegenüber als wesentlich angesehen, um den Blick des Partners auf sich selbst zu verändern. Emotionen und ihr Ausdruck verändern auf diese Weise negative Interaktionen (Greenberg / Goldman 2008).

Emotionen sind ein Phänomen des Gehirns, das sich ganz wesentlich vom Denken unterscheidet. Sie haben ihre eigene neurochemische und physiologische Basis, und das Gehirn spricht in einer einzigartigen

Sprache. Das limbische System, ein Teil des Gehirns, das alle Säugetiere besitzen, ist für grundlegende emotionale Reaktionen verantwortlich. Es steuert viele physiologische Prozesse des Körpers und beeinflusst auf diese Weise die physische Gesundheit, das Immunsystem und die meisten wichtigen Körperorgane. LeDoux (1996) fand heraus, dass es zwei verschiedene Wege für das Entstehen von Emotionen gibt: den kürzeren und schnelleren Weg über die Amygdala, die automatische Notsignale an Gehirn und Körper schickt, und den längeren und langsameren Weg des Neokortex, der von Gedanken übermittelte Emotionen hervorbringt. Ohne Frage war es adaptiv, in manchen Situationen schnell zu reagieren, doch zu anderen Zeiten kam die bessere Funktionsweise dadurch zustande, dass Kognition in eine emotionale Reaktion integriert wurde (durch Nachdenken über Emotionen).

Die Entwicklung des Kortex ergänzte die adaptive Weisheit des emotionalen Gehirns durch eine neue Form der emotionalen Reaktion. Dieses neue emotionale Reaktionssystem nutzte nicht nur ererbte emotionale Reaktionen wie die Angst vor der Dunkelheit. Es nutzte auch erlernte Signale dessen, was Emotionen in der persönlichen Lebenserfahrung eines Menschen hervorgerufen hatte, wie die Angst vor der ungeduldigen Stimme des Vaters. Aus diesen *emotionalen Erinnerungen* und den Organisationen gelebter emotionaler Erfahrungen wurden *emotionale Schemata* gebildet (Greenberg/Paivio 1997; Greenberg et al. 1993b; Oatley 1992). Durch diese internalen Organisationen oder neuralen Programme reagieren Menschen automatisch aus ihren Emotionssystem heraus – nicht nur auf ererbte Signale wie einen drohenden Schatten oder eine tröstliche Berührung, sondern auch auf Signale, die sie als gefährlich oder das Leben verbessernd einzuschätzen gelernt haben. Diese Reaktionen kommen schnell und automatisch.

Emotionale Schemata

Emotionale Schemata bilden die Basis des emotionalen Reaktionssystems eines Erwachsenen. Sie stellen interne emotionale Erinnerungsstrukturen dar, die affektive, motivierende, kognitive und verhaltensbezogene Elemente zu internen Organisationen miteinander verbinden, die durch passende Signale schnell, außerhalb des Gewahrseins, aktiviert werden. Schemata werden durch Signale ausgelöst, die zu den Input-Merkmalen des Schemas passen und Erfahrung und Handlung als ihren Output produzieren. Wichtige Lebenserfahrungen, bedeutsam dadurch, dass sie emotionale Reaktionen hervorgerufen haben, werden in das *schemabasierte emotio-*

nale Gedächtnis kodiert. Das emotionale Schema repräsentiert sowohl die Situation, so wie sie verstanden wird, als auch die emotionale Wirkung, die sie auf das Individuum hat. Dies geschieht in einem vorwiegend wortlosen oder bildhaften Skript in Form eines Narrativs. So werden emotionale Erinnerungen an das Kuscheln im Arm der Mutter oder an physischen Missbrauch als prozedurale Erinnerungen an das kodiert, was passiert ist und wie es sich anfühlte. Das Schema repräsentiert ein Entfalten einer Erfahrung vom anfänglichen Signal (z. B. eine Berührung) bis zu einer Abfolge von Erfahrungsmomenten mit Anfang, Mitte und Schluss. Aus Erfahrung und der angeborenen Fähigkeit zu emotionaler Reaktion entstehen so die grundlegenden, auf emotionalen Schemata basierenden autobiografischen Erinnerungen mit einer internen narrativen Struktur (Angus / Greenberg 2011).

Das Erlernen von emotionalen Schemata macht Emotionen zu einem flexiblen adaptiven Verarbeitungssystem, macht sie jedoch auch anfällig für die Möglichkeit, maladaptiv zu werden. Menschen fliehen nicht nur vor Raubtieren und werden wütend bei Verletzungen ihrer territorialen Grenzen, sondern fürchten auch die Kritik ihres Vorgesetzten und werden wütend, wenn ihr Selbstwertgefühl verletzt wird. Der wichtige Punkt ist, dass der emotional motivierte grundlegende Verarbeitungsmodus, der durch Schemaaktivierung in Gang gesetzt wird, außerhalb des Gewahrseins abläuft und bewusste Verarbeitung beeinflusst. Erst wenn dieser grundlegende Verarbeitungsprozess aktiviert worden ist, fängt der Mensch an, bewusster zu verarbeiten und nach Gefahrenquellen zu suchen, symbolisiert schließlich die abgeschätzte Gefahr in Worten und generiert Möglichkeiten, damit zurechtzukommen. Auf diese Weise setzt die Aktivierung eines Angstschemas einen grundlegenden Verarbeitungsprozess für Bedrohung in Gang, und diese bewusste Verarbeitung arbeitet dem affektiven Ziel zu, das durch das Schema aktiviert wurde (im Falle von Angst heißt das Ziel „Sicherheit“). Schemabasierte emotionale Prozesse können sprachliche Komponenten enthalten, bestehen aber oft größtenteils oder vollständig aus vorsprachlichen Elementen (zu denen körperliche Empfindungen, visuelle Vorstellungen und sogar Gerüche gehören). Emotionale Schemata sind außerdem auch handlungsorientiert, um Bedürfnisse, Ziele und Belange zu befriedigen.

Diese Entwicklung von Schemata lässt sich am besten als die Entwicklung neuraler Netzwerke verstehen, die die Grundgeschichte einer gelebten Erfahrung repräsentieren. Ein solches Netzwerk können Sie in Abbildung 3.1 sehen. Hier geht es um ein Schema der Versagensangst, das sich aus der Erfahrung gebildet hat, den Erwartungen der Mutter nicht gerecht zu werden. Es enthält verschiedene Komponenten: eine visuelle Vorstellung des Gesichts der Mutter, eine Reihe nonverbaler physiologischer und sensorischer Aspekte dieser Erfahrungen, die Handlungstendenz, sich zurückzuziehen, und möglicherweise, aber nicht notwendig, eine sprachlich formulierte Überzeugung, dass das Selbst einer Erwartung nicht gerecht werden wird. Diese gesamte Repräsentation ist eine sich entfaltende Abfolge, wie sie durch die Pfeile von einem Element zum anderen verdeutlicht wird. Die offensichtlichste therapeutische Implikation ist, dass eine optimale emotionale Verarbeitung die Aktivierung des ganzen Schemas und die Fokussierung aller narrativer Schemaelemente beinhaltet. Besondere Schwierigkeiten treten auf, wenn der Mensch alle Elemente aus dem Gewahrsein ausschließt oder einen oder mehrere Elementtypen vernachlässigt, so dass sein Erleben nicht vollständig oder kohärent verarbeitet wird.

Nachhaltige Veränderungen entstehen durch die Synthese von zwei oder mehr existierenden Schemata und die Bildung von Schemata höherer Ordnung (Piaget/Inhelder 1973). In der Entwicklung eines Menschen

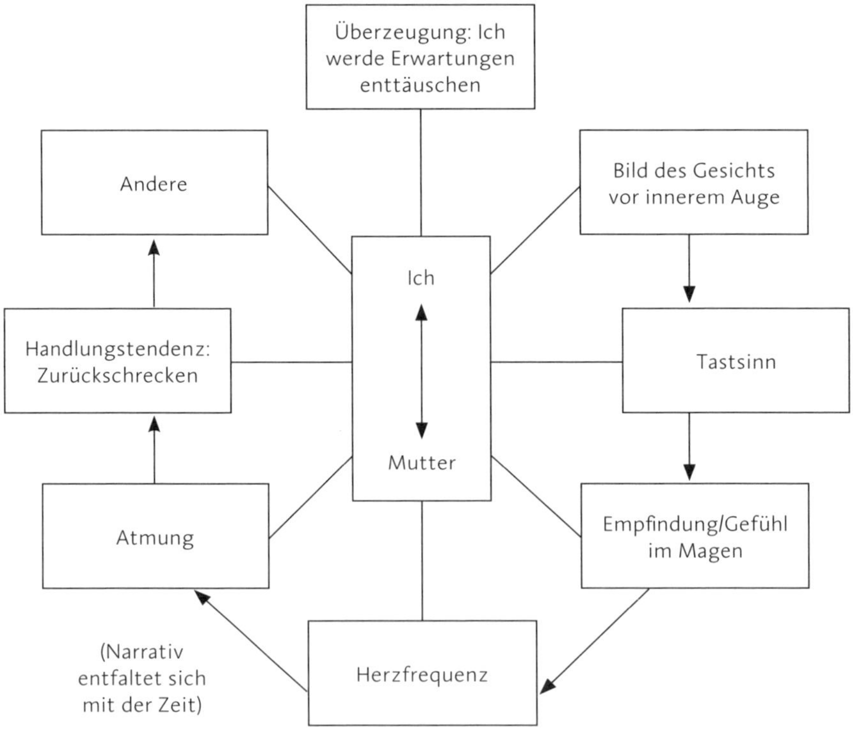

Abb. 3.1: Emotionales Schema

werden, wenn einander widersprechende Schemata gleichzeitig aktiviert werden, zueinander passende Elemente der gleichzeitig aktivierten Schemata zusammengeführt, um ein Schema auf einer höheren Ebene zu bilden. So können bei einem einjährigen Kind die Schemata für Stehen und Fallen durch einen Prozess dialektischer Synthese in einem Schema höherer Ordnung für das Gehen dynamisch zusammengeführt werden (Greenberg/Pascual-Leone 1995; J. Pascual-Leone 1991). Ebenso können unterschiedliche emotionale Zustände zusammengeführt werden, um neue Integrationen zu bilden. Auf diese Weise kann die schemagebundene emotionale Erinnerung an Angst und an Rückzug von Missbrauch in der Vergangenheit mit der aktuellen stärkenden Wut auf Verletzung – die statt Rückzug eher Annäherung motiviert – eine Synthese eingehen, um ein neues Gefühl des Selbstbewusstseins oder der Selbstbehauptung zu bilden.

Die Entstehung von Emotionen

Das Flussdiagramm in Abbildung 3.2 veranschaulicht den Prozess der Entstehung von Emotionen. Man kann es benutzen, um in linearer Form über etwas nachzudenken, was in der Realität ein komplexer, nichtlinearer und dynamischer Prozess ist. (Eine repräsentativere Darstellung eines komplexeren dynamischen Prozesses finden Sie in Greenberg/Pascual-Leone 2001.) In diesem Diagramm evoziert die auf einen Stimulus gerichtete Aufmerksamkeit durch die Signale, die zu den Auslösern eines Schemas passen, die vorbewusste Aktivierung eines emotionalen Schemas (oder genauer gesagt, einer Reihe von emotionalen Schemata). So wird ein Angstschema durch ein Stirnrunzeln oder durch eine erhobene Stimme aktiviert. Außerdem findet eine bestimmte automatische, kognitive Verarbeitung auf einem separaten und letztendlich langsameren Weg statt, der zur Entstehung einer bewussten sprachlichen Bewertung beiträgt. Jedes Schema beinhaltet seine Grundkomponenten, Affekt, Handlungstendenz, Bedürfnis und Kognition, die in ein wortloses Narrativ strukturiert sind. Der Mensch erlebt den anderen als Bedrohung, der Körper spannt sich an und bereitet sich auf Flucht vor, und negative Überzeugungen über das Selbst werden geprägt. Im Gegenzug kann das aktivierte Schema oder können die aktivierten Schemata sprachlich symbolisiert werden. Dadurch entstehen bewusste Emotionen, Sorge oder Wunsch, Handlungstendenz und Gedanke, die sich verbinden, um im Fall der Angstaktivierung verhaltensbezogene Vermeidung auszulösen.

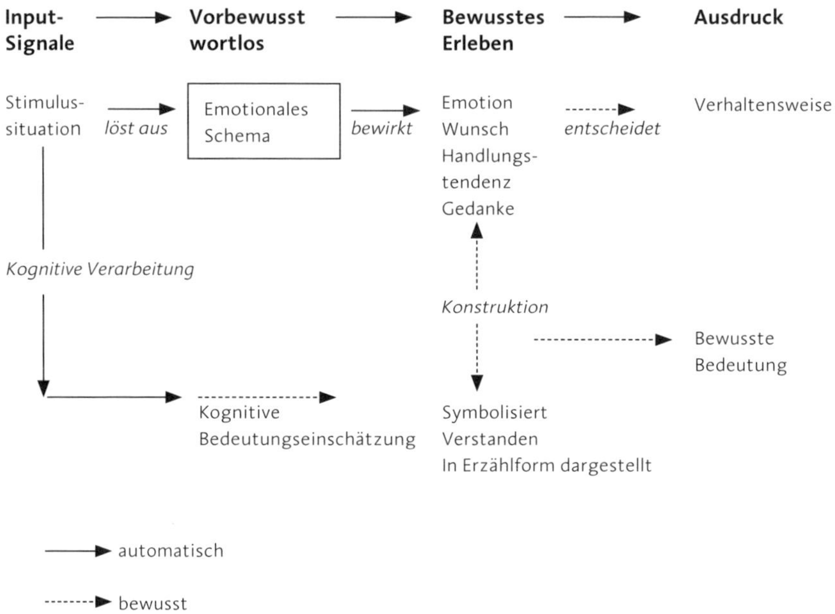

Abb. 3.2: Die dialektische Konstruktion des Selbst

Wichtig ist, dass es in diesem Modell nicht die kognitive Bewertung in sprachlicher Form ist, die Emotionen auslöst. Es ist vielmehr eine Art von automatischem Musterabgleich, der das Emotionen produzierende Schema auslöst. Nach dieser Auffassung verläuft die Bedeutungseinschätzung auf zwei Ebenen. Die erste Ebene ist die schnelle Bewertung von Mustern, die mit internen Merkmalen des emotionalen Schemas *übereinstimmen*. Dabei ist es die Bewertung, die passt – z.B. eine gerunzelte Stirn statt einer bewussteren kognitiven Einschätzung einer expliziten Bedeutung (dieser Mensch ist wütend auf mich, und ich bin in Gefahr). Letzteres wird durch einen automatischeren und bewussteren kognitiven Prozess generiert. Die kognitive Bedeutungsebene der Sprache wird beeinflusst durch und interagiert mit dem Erlebens-Output des emotionalen Schemas. Die Aktivierung von emotionalen Schemata versorgt uns jedoch mit den grundlegenden Informationen für den Verarbeitungsmodus und setzt nicht nur ein bestimmtes emotionsbasiertes Skript (z.B. Suche, Sicherheit, Nähe, Schutz der Grenzen) in Gang, sondern auch bestimmte antizipatorische Erwartungen, die die Denkweise steuern. Emotionale Schemata selbst sind nicht unmittelbar für das Gewahrsein verfügbar, der Zugang zu ihnen erfolgt indirekt über die Erfahrungen, die sie hervorbringen. In der EFT werden Schemata aktiviert, ihr Output wird in sprachlicher Form artikuliert, und dann wird dieses Erleben exploriert und reflektiert, damit neue Bedeutungen geschaffen werden können (Greenberg 2002; Greenberg / Safran 1987).

Emotionale Schemata sorgen also für implizite Erlebensorganisationen einer höheren Ordnung, auf biologisch vorgegebenen emotionalen Reaktionen basierend, die von der Geschichte gelebter emotionaler Erfahrungen eines Menschen beeinflusst werden. Das schemabasierte emotionale Erinnerungssystem ist der zentrale Katalysator der Selbstorganisation. Es ist der Erzeuger nicht nur von gesunden Zuständen wie Selbstvertrauen, Ruhe und Sicherheit, sondern auch von gestörten Selbstorganisationen, wie angstvoller Unsicherheit, schambasierter Wertlosigkeit oder einsamem Verlassensein. Emotionale Schemata und ihre Aktivierung sind die endgültigen Ziele von Intervention.

Arten von Emotionen

Nicht alle Emotionen erfüllen dieselbe Funktion. Es ist theoretisch und klinisch von größter Bedeutung, zwischen unterschiedlichen Arten von emotionalem Erleben und Ausdruck zu unterscheiden, um Interventionen zu steuern. Vier Arten von emotionalem Erleben werden in diesem Abschnitt dargestellt.

Die normale Funktion von Emotionen besteht darin, komplexe situative Informationen rasch zu verarbeiten, den Menschen mit einer Rückmeldung über seine Reaktion zu versorgen und ihn auf eine effektive Handlung vorzubereiten. Solche unkomplizierten Reaktionen nennt man *adaptive primäre* emotionale Reaktionen, weil diese Emotionen eine unmittelbare Reaktion in Übereinstimmung mit der aktuellen Situation darstellen und dem Menschen helfen, angemessen zu handeln. Wenn jemand z. B. droht, Ihren Kindern etwas anzutun, ist *Wut* eine adaptive emotionale Reaktion. Sie hilft Ihnen, bestimmt (oder, falls nötig, aggressiv) zu handeln, um der Bedrohung ein Ende zu setzen. *Angst* ist die adaptive emotionale Reaktion auf Gefahr und bereitet uns darauf vor, aktiv zu werden, um der Gefahr aus dem Weg zu gehen oder sie zu reduzieren, indem wir reglos verharren und beobachten oder, falls nötig, fliehen. *Scham* dagegen signalisiert, dass wir als unangemessen handelnd bloßgestellt worden sind und Gefahr laufen, von anderen beurteilt oder abgelehnt zu werden. Scham motiviert uns also, unser Verhalten zu korrigieren oder uns zu verstecken, um unsere Position und unsere Beziehungen innerhalb der Gesellschaft nicht zu gefährden. Schnelle, automatische Reaktionen dieser Art haben unseren Vorfahren geholfen zu überleben. Auf solche Reaktionen wird zugegriffen, und sie werden gefördert. Allerdings sind nicht alle Emotionen funktional oder passend für eine bestimmte Situation. Die drei Arten von Emotionen, die in den folgenden Abschnitten dargestellt werden, sind dysfunktional.

Maladaptive primäre Emotionen sind ebenfalls unmittelbare Reaktionen auf Situationen, doch sie helfen dem Menschen nicht, die Situation, die sie ausgelöst hat, konstruktiv zu bewältigen. Stattdessen stören sie eine effektive Funktionsweise. Zu diesen emotionalen Reaktionen gehören im Allgemeinen überlernte Reaktionen, die auf vergangenen, oftmals traumatischen Erlebnissen basieren.

So mag eine zierliche Klientin in ihrer Kindheit gelernt haben, dass auf Nähe normalerweise physischer oder sexueller Missbrauch folgt. Daher wird sie Fürsorge oder Nähe als potentielle Bedrohung wahrnehmen und darauf automatisch mit Wut und Ablehnung reagieren. (Weitere Erläuterungen finden Sie in einem späteren Abschnitt über Dysfunktion.)

Sekundär reaktive Emotionen folgen auf primärere Reaktionen (d.h. sie kommen an zweiter Stelle). Oft reagieren Menschen auf ihre ursprüngliche adaptive primäre Emotion, so dass diese durch eine sekundäre Emotion ersetzt wird. Diese „Reaktion auf eine Reaktion“ verschleiert oder verändert die ursprüngliche Emotion und führt zu Handlungen, die ebenfalls der aktuellen Situation nicht ganz angemessen sind.

Zum Beispiel mag ein Mann, der auf Ablehnung stößt und anfängt, sich traurig oder ängstlich zu fühlen, entweder wütend auf die Ablehnung reagieren (nach außen gerichtet) oder wütend auf sich selbst sein, weil er Angst verspürt (gegen sich selbst gerichtet), auch wenn die Wut nicht funktional oder adaptiv ist.

Viele sekundäre Emotionen verschleiern schmerzhafte primäre Emotionen oder wehren sie ab. Andere sind emotionale Reaktionen auf primäre Emotionen. Wenn ein Mann sich seiner Angst schämt, erlebt er eine *sekundäre Scham*. Menschen können vor ihrer Wut Angst haben oder sich deswegen schuldig fühlen, sie können sich ihrer Traurigkeit schämen oder traurig sein, weil sie Angst haben. Sekundäre Emotionen können auch als Reaktionen auf intervenierende Gedanken auftreten – mit anderen Worten: eine Emotion, die sich sekundär zu einem Gedanken verhält (z.B. angesichts einer erwarteten Zurückweisung ängstlich sein). Manche Emotionen können sich sekundär zu Gedanken verhalten, doch es ist wichtig festzuhalten, dass es sich dabei um symptomatische Emotionen handelt. Der Gedanke selbst entspringt einem primäreren Verarbeitungsmodus, der durch ein maladaptives emotionales Schema in Gang gesetzt wurde, vermutlich durch die Angst vor Ablehnung. Auch wenn Gedanken Emotionen hervorbringen können, haben nicht alle Emotionen ihren Ursprung in Gedanken.

Bei *instrumentellen* Emotionen handelt es sich um Emotionen, die mit der Absicht ausgedrückt werden, andere zu beeinflussen oder zu kontrollieren. So können Krokodilstränen ausgedrückt werden, um Unterstützung auszulösen, der Ausdruck von Wut kann darauf abzielen zu dominieren, und Scham wird häufig absichtlich ausgedrückt, um sozial angemessenes Verhalten zu signalisieren. Ein Mensch mag absichtlich oder gewohnheitsmäßig reagieren, automatisch oder ohne sich seiner Reaktion vollkommen bewusst zu sein. In jedem Fall ist das Zur-Schau-Stellen der Emotion unabhängig von der ursprünglichen emotionalen Reaktion des Menschen auf die Situation, obwohl das Ausdrücken der Emotion eine Form von internem emotionalen Erleben auslösen kann. Diese Emotionen werden auch *manipulative Gefühle* oder *racket feelings* (Ersatzgefühle) genannt.

Ein dialektisch-konstruktivistisches Modell der Funktionsweise des Selbst: Integration von Biologie und Kultur

Die Anatomie des menschlichen Gehirns führt zu zwei wichtigen Prozessen: die Fähigkeit, Emotionen zu haben, und die Fähigkeit, über sie nachzudenken. Aus diesem Grund beinhaltet das Leben zwei wesentliche Bewertungen. Die erste Bewertung wird automatisch durch unser emotionales System vorgenommen, außerhalb des Gewahrseins, ohne Sprache. Diese Bewertung teilt uns mit, ob etwas gut oder schlecht für uns ist. Sie stützt sich auf grundlegende Einschätzungen wie Relevanz, Neuheit, Bedrohung, Verletzung, Verlust, unerwünschtes Eindringen und das Erreichen von Zielen. Diese Einschätzung dient als Grundlage für die Weisheit des Organismus und für Rogers' (1959) organismischen Bewertungsprozess, der den Wachstumsprozess lenkt. Dann haben wir eine Bewertung zweiter Ordnung, bei der wir das Ergebnis unserer ersten Bewertung bewusst, meist mithilfe der Sprache reflektieren. Im Wesentlichen schätzen wir ab, ob wir den Anweisungen, die die erste Bewertung nahelegt, folgen können oder sollten. Wir beurteilen, ob wir unseren grundlegenden

Gefühlen trauen und uns darauf verlassen können, dass sie uns leiten, und schätzen ab, ob wir das wollen wollen, was wir wollen. Es ist diese Bewertung auf der zweiten Ebene, wo Wirksamkeit und Entscheidungsfreiheit angesiedelt sind, für die wir verantwortlich sind (Taylor 1990).

In Abbildung 3.3 sind die Elemente dargestellt, die an der dialektischen Konstruktion des Selbst beteiligt sind. In diesem Diagramm wird das bewusste Erleben durch zwei Hauptströme gespeist: Einer kommt von innen und ist biologisch basiert und affektiver Natur. Der andere kommt von außen, ist sprachlich basiert und kultureller Natur. Jeder der beiden Ströme befindet sich in einem dialogischen Prozess der Bedeutungskonstruktion in ständiger Interaktion mit anderen und mit der Umgebung. Der interne, affektive Strom liefert die Bausteine für die grundlegende Selbstorganisation eines Menschen. Im Laufe der Zeit wird diese Ebene durch kulturelle Praktiken (wie kulturell bestimmte Praktiken der Kindererziehung), durch Lernen und Erfahrung beeinflusst und in Schemata organisiert, die auf Erfahrungen basieren, die in Situationen gemacht wurden. Diese emotionalen Schemata werden die primären „Hersteller" von Erleben. Sie verbinden sich zu *Selbstorganisationen*, die zu bewusstem Erleben führen, wenn ihnen Aufmerksamkeit geschenkt wird. Wenn Erleben in Worten symbolisiert wird, schafft dieser bewusste dialektische Prozess Verstehen. Aus diesem bilden sich Überzeugungen, Selbstrepräsentationen und Narrative, die wiederum die Aufmerksamkeit lenken. Der gesamte Prozess formt aus der gelebten Geschichte unserer Erfahrung eine erzählte Geschichte.

Es ist jedoch wichtig zu bedenken, dass Erleben und Handeln nicht durch ein einziges emotionales Schema oder durch eine einzige Verarbeitungsebene generiert werden. Vielmehr entstehen sie, wie in Abbildung 3.3 zu sehen ist, durch die stillschweigende Synthese einer Reihe von *Schemata*, die gleichzeitig aktiviert und angewendet werden. Man kann es sich am besten so vorstellen, als gäbe es ein Parlament der Schemata, bei dem jedes Schema eine Stimme im dynamischen selbstorganisierenden Prozess hat. Die Richtung, die durch die Mehrzahl der Stimmen angezeigt wird, bestimmt, wie ein Mensch organisiert ist. Gefühle, die davon abhängen, wie gut oder schlecht man geschlafen hat, wie angenehm das morgendliche Zusammensein mit der Familie verlief und wie problemlos oder schwierig die Fahrt zur Arbeit war, beeinflussen also die Abstimmung darüber, wie man sich als Reaktion auf ein Problem am Arbeitsplatz organisiert (z. B. gereizt, ruhig). Schemata handeln nicht einfach allein, um eine Reaktion zu schaffen, sie werden vielmehr zusammengefasst, um eine Reaktion auf eine Situation zu konfigurieren. Dabei erhalten sie Unterstützung durch andere mentale Operationen wie Aufmerksamkeit und exekutive Prozesse, die die Anwendung bestimmter Schemata entweder verstärken oder unter-

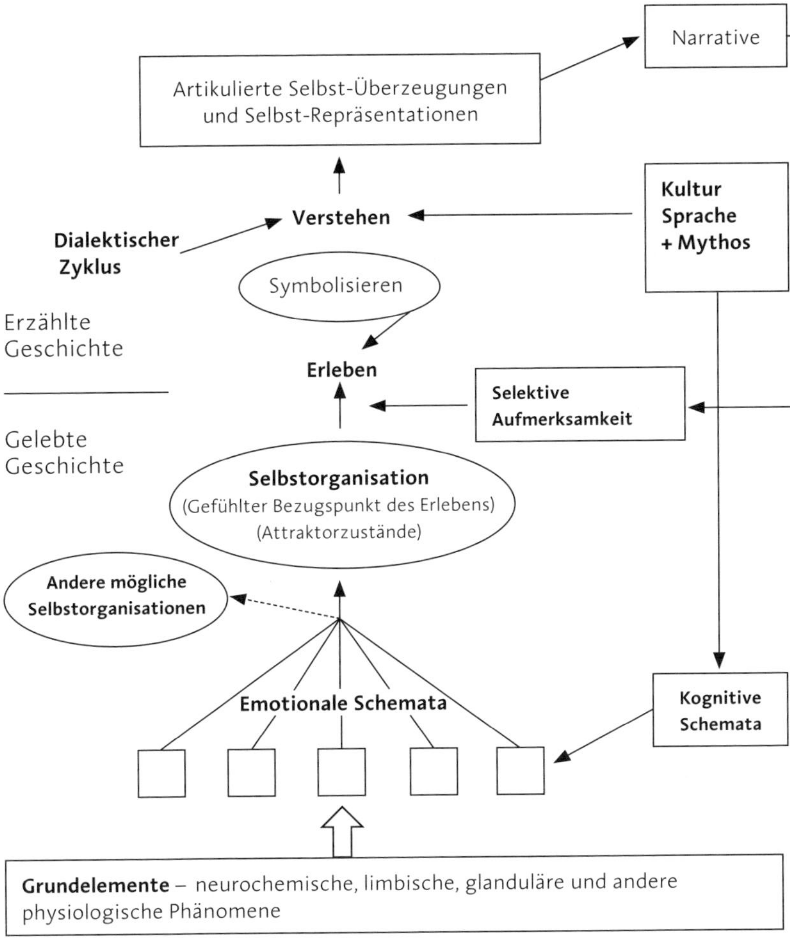

Abb. 3.3: Prozess der Emotionsgenerierung

brechen können (Greenberg/Pascual-Leone 1995, 2001; J. Pascual-Leone 1991). Erleben, Konstruktionen und Reaktion werden letztendlich durch zwei Faktoren beeinflusst: durch die Aufmerksamkeit, mit der man wahrnimmt, wie man sich bei seiner Reaktion auf ein Problem am Arbeitsplatz fühlt, und durch das Verstehen, weshalb man so reagiert und welche Konsequenzen diese Reaktion hat.

Ein Mensch ist zu jedem beliebigen Zeitpunkt dadurch organisiert, dass eine Reihe von mit-aktivierten emotionalen Schemata eine stillschweigende dialektische Synthese eingehen und eine von vielen möglichen Selbstorganisationen bilden (wie das Gefühl, selbstbewusst, unsicher, wertlos, wütend, traurig oder beschämt zu sein), die sich von einem Moment auf den anderen verändern kann. Diese stillschweigende Organisation sorgt für das „Gefühl für das, was passiert“: ein körperlich wahrgenommener Felt Sense meiner selbst in einer Situation. Das ist mein *Bauchgefühl*. Bewusstes Erleben entsteht dann, wenn man sich diesem impliziten Gefühl zuwendet, es explizit symbolisiert, in der Lage ist, ganz zu spüren, wie es sich anfühlt, und eine kohärente Bedeutung zu schaffen, die sich richtig anfühlt. In der EFT gilt das Selbst als ein dynamisches System, eine Organisation, in der viele verschiedene Prozesse auf vielen verschiedenen Ebenen ablaufen und die aus der dialektischen Interaktion vieler zugehöriger Elemente hervorgeht. Nach dieser dialektisch-konstruktivistischen Auffassung lässt sich menschliches Wissen am besten mit der Synthese verschiedener Ebenen und Aspekte mentaler Verarbeitung erklären, die aktiv werden, um Kohärenz zu schaffen.

Emotionsfokussiert vorgehende Psychotherapeuten arbeiten also mit der Dialektik zwischen kontinuierlichem impliziten Erleben und expliziten reflektiven Prozessen, die auf einer höheren Ebene angesiedelt sind und elementare Erlebensprozesse interpretieren, ordnen und verstehen. Die Artikulation, die Organisation und das Ordnen von Erleben zu einem kohärenten Narrativ gehören zu einer Gruppe wichtiger Prozesse, die an der Integration von Vernunft und Emotion, von Kopf und Herz beteiligt sind (Greenberg / Pascual-Leone 1995; 2001). Letztendlich ist es die wechselseitige Kommunikation zwischen dem impliziten und dem expliziten System, die festlegt, wer wir sind. Emotionen bewegen uns, doch Bedeutung ist das, wonach wir leben.

Dem konstruktivistischen Aspekt dieser Perspektive zufolge leben wir nach unseren Konstruktionen, und Wissen beinhaltet immer die Organisation von Realität und die schrittweise Annäherung an die Realität und nicht so sehr die Fähigkeit, sie unmittelbar zu kennen. Der konstruktivistische Aspekt spricht die Natur dessen an, was wir wissen. Dagegen bezieht sich der dialektische Aspekt des dialektischen Konstruktivismus auf den Prozess, bei dem das Gehirn einander widersprechende Informationen systematisch abwägt, um Widersprüche aufzulösen und ein kohärentes Ganzes zu konstruieren.

Der dialektische Konstruktivismus besagt außerdem, dass Realitätsvorgaben unsere Konstruktionen begrenzen und die Bedeutungen beeinflussen, die wir schaffen, aber dass die Art, wie wir aus diesen Realitätsvorgaben kohärente Bedeutungen konstruieren, das beeinflusst, was wir erfahren haben. Der dialektische Konstruktivismus fährt einen Kurs zwischen Relativismus („alles geht“) und Realismus („nur die Fakten“), indem er anführt, dass nicht alle Konstruktionen gleich gut zu den Daten passen, auch wenn es am Ende mehrere verschiedene plausible oder fundierte Berichte geben mag. Wir erschaffen und entdecken gleichzeitig die Welt, in der wir leben, wer wir sind und was wir im Moment fühlen. Unser Selbst-Verständnis wird dadurch verändert, dass wir wissen, was wir fühlen.

In einer Therapie arbeiten wir mit einer Kombination aus Aufspüren und Erschaffen von Erleben, um neue Bedeutungen zu generieren.

> Ein Klient, der nach einem Flug unter Jetlag und Antriebsarmut leidet, mag diesen Zustand als Jetlag, müde, erschöpft, deprimiert, verzweifelt, hoffnungslos oder lebensmüde symbolisieren. Jede dieser Symbolisierungen stimmt in gewissem Grade mit dem verkörperten Erleben der Antriebsarmut überein, und all diese Symbolisierungen passen viel besser zu diesem Zustand, als wenn man ihn stattdessen mit Begriffen wie glücklich oder wütend belegen wollte.

Wie dieser Zustand „etikettiert" wird, hat ganz klar einen Einfluss auf den nächsten Moment des Erlebens beim Klienten und auf das Narrativ, das sich daraus ergibt. Verkörpertes Erleben beschränkt und beeinflusst, wie es verstanden wird, aber was Menschen aus ihrem Erleben machen, macht sie auch zu dem, was sie sind. Dieser kombinierte Prozess des Aufspürens und Erschaffens bestimmt das Selbst, das man im nächsten Moment wird. Verbale Symbolisierung repräsentiert das Erleben und trägt gleichzeitig dazu bei, das Erleben zu dem zu machen, was es ist. Indem wir weiter über das Erleben nachdenken, erschließen wir den narrativen Sinn dessen, was wir fühlen. Wenn der Klient also sein Erleben mit „erschöpft" kennzeichnet, versteht er es möglicherweise als etwas, das durch eine schlimme Form von Jetlag, durch zu viel Arbeit oder durch Probleme in seiner Ehe verursacht wird. Die Erklärung bildet die Basis eines Narrativs, mit deren Hilfe der Klient das Erleben versteht. Die Art und Weise, wie wir uns selbst und anderen unser Erleben erläutern, schafft narrative Bedeutung.

Das Problem unbewusster Emotionen

Bevor eine konstruktivistische Auffassung formuliert wurde, wurde das Dilemma, wie man sich bislang uneingestandene Gefühle eingestehen kann, folgendermaßen erklärt: In einer Situation, in der jemand z. B. erklärt: „Ich war die ganze Zeit über wütend, aber ich war mir dessen nicht bewusst", hätte ein Freudianer gesagt, dass die Wut des Menschen verdrängt gewesen, nun aber die Sperre aufgehoben sei und der Mensch seine Wut erinnere. Nach Rogers' (1959) Inkongruenztheorie war das organismische Erleben des Menschen ein Wuterleben gewesen, das jedoch für das Selbstkonzept als solches nicht zulässig war. Rogers war in diesem Punkt jedoch inkonsequent, denn seine spätere Theorie (1959) postulierte statt eines wahren Selbst, das entdeckt werden musste, auch ein in ständigem Wandel begriffenes Selbst. Er behauptete, dass der Therapeut nicht davon ausgehen sollte, dass der Klient Gefühle hat, die er nicht gerade erlebt.

Die frühe Gestalttheorie, die ihre Wurzeln in der Psychoanalyse hatte, ging ebenfalls davon aus, dass Emotionen verleugnet werden. Dies impliziert, dass eine vorhandene Wut entdeckt werden muss. Die spätere Gestalttheorie orientierte sich eher an der Feldtheorie und betrachtete Emotionen als etwas, das im Moment entsteht, erklärte den Vorgang selbst jedoch nicht. Gendlin (1996) vertrat die Auffassung, dass der Mensch in einem Zustand einsetzender Wut blockiert wurde, die in der Gegenwart erlebt und ausgedrückt wird. Damit trug er zu einem Wandel der Standpunkte bei, die von Verleugnen und Kongruenz ausgingen. Nach Gendlin geht es nicht darum, dass man die Wut außerhalb des Gewahrseins die ganze Zeit über gehabt hat. Sie „vervollständigt" vielmehr ein Gefühl, dessen Auftreten zunächst blockiert wurde. Nach dieser Ansicht „impliziert" der gegenwärtige Zustand des Organismus zukünftige Zustände, doch diese zukünftigen Zustände sind noch nicht realisiert worden. Der Mensch befindet sich also in einem Zustand, der wütendes Verhalten impliziert. Es mag aber nicht sicher sein, Wut zu fühlen, und so wird keine Wut gefühlt, die Wut ist abgeblockt und noch nicht vervollständigt. Der Mensch steckt fest, und Erleben (um es mit Gendlins Worten zu sagen) „trägt nicht vorwärts".

> Wenn z.B. ein implizit wütender Mann für eine Weile bei dem gesamten Felt Sense eines Problems mit seiner Frau bliebe, würde er vielleicht spüren, wie sich sein Magen zusammenzieht. Sein Körper reagiert ganz eindeutig auf die Situation, er spürt körperlich etwas, und er kann den Versuch angehen, dies zu ergreifen und es vorwärtszutragen zu der Erkenntnis, dass er wütend ist.

Ein für die EFT typischer Ansatz würde die Wut nicht als etwas erklären, was blockiert war und erst jetzt realisiert wird. Er würde auch nicht davon ausgehen, dass nur bestimmte Worte dazu „passen", so als ob ein „es" vor seiner Artikulation in sprachlicher Form existiert habe. Vielmehr stimmt die der EFT zugrunde liegende Theorie mit der handlungsorientierteren konstruktivistischen Auffassung überein, nach der Wut in der Gegenwart aus Elementen konstruiert wird, die vorhanden, aber noch nicht in eine kohärente Form organisiert oder konfiguriert worden waren. Statt von zunächst blockierter und dann realisierter Wut auszugehen, postuliert die

EFT, dass die einzelnen Elemente des Erlebens zu einem kohärenten Ganzen organisiert werden.

Nach Auffassung der EFT wurden körperliche Reaktionen zur Unterstützung von Wuterleben und -ausdruck aktiviert, doch die implizierten keine Wut und wurden auch nicht blockiert. Sie waren vielmehr zu keinem Zeitpunkt ausreichend in eine kohärente Form organisiert, um erlebte Wut zu konstituieren.

Ein Beispiel: Eine Frau, die sich in Therapie begeben hat, spricht davon, dass ihr Partner sie verlassen hat. Sie symbolisiert den Felt Sense in ihrem Körper als „sich ausrangiert fühlen, so als wäre ich auf die Müllkippe geworfen worden".

Dieses Gefühl entsteht durch ihre Symbolisierung und wurde nicht blockiert. Das Körpergefühl hätte auf viele unterschiedliche Arten symbolisiert werden können. Die Art, wie die Klientin es symbolisiert, stellt eine aktive Organisation dar und ist eine von vielen Möglichkeiten, die ihr für die Bedeutungsschaffung zur Verfügung stehen. Diese Möglichkeiten reichen von „Ist mir egal" bis zu „Ich bin schrecklich allein". All diese Bedeutungen würden in dieser Situation einen mehr oder weniger kohärenten Selbstsinn ergeben, wie es bei „Ich bin glücklich oder vergnügt" nicht der Fall wäre. Die EFT geht davon aus, dass der Mensch als organisierend Handelnder aktiver ist, als Gendlin es darstellt. So wie man im Umriss einer Wolke einen Fisch oder ein Gesicht sehen kann, nimmt auch das Körpergefühl die Form an, die man ihr gibt. Ein emotionsfokussiert arbeitender Therapeut würde argumentieren, dass der Fisch oder das Gesicht nicht in der Wolke impliziert sind. Ein körperlicher Felt Sense ist tatsächlich da, doch das Gefühl entwickelt sich zu dem, wozu es organisiert wird, und eine Symbolisierung passt mehr oder weniger auf das, was da ist.

Vom dialektischen Standpunkt aus gesehen leben Menschen in einem ständigen Prozess, ihre Emotionen zu verstehen. Wir sind von unserer biologischen Veranlagung her mit angeborenen affektiven Reaktionen ausgestattet, doch wir bauen unser angeborenes affektives Repertoire aus und entwickeln es in kulturellen Kontexten und durch unsere gelebte Geschichte. Also reagieren wir emotional mit adaptiven angeborenen Reaktionen, aber auch mit komplexen sozial konstruierten Emotionen, die persönlich und historisch gefärbt sind. Und auch wenn Biologie und Kultur bisweilen miteinander im Widerstreit sind, betrachten wir sie nicht grundsätzlich als Gegenspieler. Konflikte zwischen Erfahrung und sozialer Kontrolle werden daher nicht als ein wesentlicher Faktor bei Dysfunktion betrachtet. Biologie und Kultur werden eher als notwendige Strömungen einer dialektischen Synthese gesehen. Menschen leben am besten, wenn es ihnen gelingt, Inneres und Äußeres, Biologisches und Soziales, Emotionales und Rationales zu integrieren.

Menschen werden als dynamische Systeme betrachtet, die sich bemühen, mithilfe kontinuierlicher Synthese die Kohärenz ihrer Organisationsprozesse aufrechtzuerhalten. Ein Mensch entwickelt sich auf größere Komplexität und Kohärenz zu, indem er ständig sein Erleben anpasst und Inkongruenzen integriert. Wachstum ist grundsätzlich dialektisch und dialogisch. Diese Auffassung stellt die Tatsache heraus, dass das Fokussieren auf das internale Erleben notwendig ist, weil es häufig das ist, was am meisten fehlt. Das bedeutet jedoch nicht, dass von diesem Standpunkt aus ein interner Prozess des Erlebens und der Aufmerksamkeit bei der Konstruktion der Realität den Vorrang vor den bedeutungsschaffenden Prozessen der Symbolisierung, der Reflexion und der Bildung von Narrativen hat. Und im Konstruktionsprozess wird auch dem inneren Erleben nicht der Vorzug vor Kontakt mit anderen oder vor einem Einfluss durch das Feld eingeräumt. Vielmehr gilt nach dieser Auffassung eine dialektische Synthese aller Elemente, neurochemischer und physiologischer, Emotionen und Kognition, internaler und externaler, biologischer und sozialer, als ein zentraler Prozess bei der Bedeutungsschaffung. Kultur, Erleben und Biologie werden demnach gleichermaßen wichtige Rollen zugemessen. Das Verdienst dieser Sichtweise ist es jedoch, den lange vernachlässigten internalen emotionalen Prozess als einen wesentlichen Aspekt menschlicher Funktionsweise wieder angemessen zu berücksichtigen.

Merkmale des Selbstprozesses

In diesem Abschnitt werden verschiedene Aspekte des Selbstprozesses dargestellt. Das Selbst wird als ein emergentes Phänomen betrachtet, und es ist ein Prozess, keine Struktur (Elliott et al. 2004b; Greenberg 2002; Greenberg / Pascual-Leone 1995). Veränderung ist demnach das Gegebene, und das Selbst entsteht im Moment als die Synthese innerer und äußerer Einflüsse. Außerdem gibt es keine permanente hierarchische Organisation, an deren Spitze ein leitendes Selbst oder ein einzelnes herrschendes Ich stehen. Stattdessen sind zu verschiedenen Zeiten verschiedene heterarchisch funktionierende Stimmen oder Aspekte aktiv, um ein Gefühl von Kohärenz oder Einheit zu konstruieren: Sie integrieren verschiedene Aspekte des emotionalen Erlebens in einer gegebenen Situation und (mithilfe der Erinnerung) über die Zeit hinweg.

Von einem prozessorientierten Standpunkt der menschlichen Funktionsweise aus gesehen ist Stabilität etwas, das aus wiederholten Konstruktionen desselben Zustandes aus vielen verschiedenen konstituierenden Elementen entsteht. Menschen stabilisieren sich demnach um charakteristische Selbstorganisationen herum, die einzigartige Konstellationen von Emotionen und Kognition darstellen. Diese Konstellationen werden jedes Mal neu konstruiert. Diese Attraktorenzustände sind charakteristische Organisationen, die dem Menschen Charakter verleihen und für die dauerhafteren Aspekte der Persönlichkeit verantwortlich sind. Selbstorganisationen oder internale Zustände werden ständig konstruiert und neu gestaltet (Greenberg / Pascual-Leone 1995, 1997, 2001; Whelton / Greenberg 2001). Stabile Strukturen des Selbst und Merkmale, die Charakterzügen ähneln (z. B. ein ängstlich organisierter Mensch), erscheinen nur, weil Menschen diese stabilen Zustände regelmäßig aus denselben Grundelementen nachbilden, während sie mit ihrer Situation interagieren. Dabei treten einige Zustände als Attraktoren in dem dynamischen Syntheseprozess auf.

Auch wenn es nach dialektisch-konstruktivistischer Auffassung etwas wie ein wahres Selbst nicht gibt, gibt es etwas wie „wahres Selbsterleben“. Das sind Momente, in denen der Klient subjektiv das grundlegende Gefühl hat, dass er gerade etwas Echtes, Tiefes, Wahres erlebt. Der Mensch nimmt diese Erfahrung als ein Erleben seines Selbst wahr, auch wenn sie zum ersten Mal passiert. Klienten sagen dann Sachen wie „Ich kann ich selbst sein“ oder „Ich merke gerade, wer ich wirklich bin.“

Ein auf mehreren Ebenen arbeitendes Synthesesystem wie das hier beschriebene macht es immer möglich, mehr wahrzunehmen, als wir aktuell erleben, und mehr zu erleben, als das, womit wir uns im Moment beschäftigen. Neue Zusammenstellungen stillschweigender Erfahrungen stehen jederzeit zur Verfügung, um im Bewusstsein konkretisiert zu werden. Erleben wird also durch eine dynamische, wortlose Synthese sensorischer, schematischer und konzeptueller Verarbeitungsebenen generiert, die sich durch eine Art von Anhäufung verwandter oder gemeinsamer Elemente zu einer Gestalt mit Figur- und Hintergrundaspekten zusammenfügen. Das Symbolisieren von Erleben ist nicht einfach ein Prozess der Repräsentation, sondern eher ein Prozess der Konstruktion und dabei immer beschränkt und unfertig. Nicht alle wortlosen Informationen werden in jeder Konstruktion verwendet. Wir können immer weitergraben und noch mehr zutage fördern und es neu konfigurieren. Explizites Wissen muss ausreichend passen, damit Elemente verstanden und zu einem kohärenten, bedeutsamen Ganzen zusammengefügt werden. Wir können daher menschlichem Erleben keinen alleinigen, einfachen linearen Grund zuordnen. Eine Zigarre rauchen wir aus vielen unterschiedlichen Gründen – Genuss, Aroma, Image, gesellschaftliche Etikette, physiologische Wirkung und jede erdenkliche phallische Assoziation, die eine Zigarre heraufbeschwören mag. Räumen Sie all diese Motivatoren beiseite – und wir rauchen die Zigarre wahrscheinlich trotzdem, weil Verhalten ebenso überdeterminiert wie multideterminiert ist.

Ein Mensch wird als eine komplexe, in ständigem Wandel begriffene organisierte Ansammlung verschiedener Teilaspekte des Selbst betrachtet. Diese Selbstaspekte oder „Stimmen“ interagieren und erzeugen Erleben und Handlung (Greenberg / Pascual-Leone 1995, 1997, 2001; Whelton / Greenberg 2001). Zu jedem beliebigen Zeitpunkt kann ein Mensch singulär als „verletzlich“ oder „milde gestimmt“ organisiert sein. Er kann aber auch komplizierter, vielschichtiger organisiert sein und mehr als eine „Stimme“ haben, wie bei einem Kind, das einen Vater, von dem es missbraucht wird, gleichzeitig liebt und fürchtet, oder wie bei einem Ehepartner, den man zugleich liebt und hasst. Wenn man von einem vielstimmigen Selbst ausgeht, wird deutlich, wie wichtig es in der Praxis ist, mit der Beziehung zu arbeiten, die ein Klient zwischen Teilen des Selbst und zwischen einem „Ich-Teil“ und verschiedenen Aspekten des Selbsterlebens herstellt. Es macht einen Unterschied im Erleben, ob man sagt „Ich bin wütend oder ängstlich“ oder ob man sagt „Ein Teil von mir ist wütend oder ängstlich.“ Eine Haltung, bei der das externe Erleben als ein Teil und nicht als das Ganze angesehen wird, erleichtert die Akzeptanz des Gefühls. Wenn ich also mein Gefühl der Scham als Teil von mir verstehe, kann ich es viel besser ertragen, als wenn ich nur aus Scham bestehe. Den Hass auf ein Elternteil kann man leichter zulassen, wenn es auch einen liebenden Teil gibt. Jeden Teil kennenzulernen, wie einen kritischen Teil oder einen blockierten oder einen blockierenden Teil, wird dadurch leichter, dass ich ihn, statt vollkommen mit ihm gleichgesetzt zu werden, als Aspekt meiner selbst betrachte. Diesen kann ich kennenlernen und mit ihm eine Beziehung aufbauen. Erlebensaspekte als Teil seiner selbst zu sehen ist in der EFT ein zentraler Aspekt bei Veränderungen: Diese Sichtweise impliziert alternative Möglichkeiten, weil meine Furcht oder mein Gefühl, wertlos oder nicht liebenswert zu sein, nur ein Teil von mir sind.

Dysfunktion

Nach der Theorie der EFT entspringt Dysfunktion nicht allein einem einzigen Mechanismus. Man geht eher davon aus, dass Dysfunktion über viele mögliche Wege entsteht. Dazu gehören Mangel an Gewahrsein für oder Vermeidung von internalen Zuständen, Störungen der emotionalen Regulierung, maladaptive Reaktionen aufgrund von traumatischem Lernen oder

Entwicklungsdefiziten, Schutz gegen die Verletzung des Selbstwertgefühls (Scham), internale Konflikte und Blockaden bei der Bedeutungsschaffung. Die EFT hat frühere Theorien über Dysfunktion aufgegriffen, wie Rogers' Inkongruenztheorie, Gendlins Idee vom blockierten Erlebensprozess, die für die Gestalttheorie typischen Vorstellungen von abgelehnter Erfahrung, den Bedeutungsverlust aus den existentialistischen Theorien, Lerntheorien von traumatischem Lernen und psychodynamische Auffassungen von Entwicklungsdefiziten, hat sie jedoch in ausgeprägt konstruktivistischem Sinne neu interpretiert.

Ein EFT-typischer Ansatz favorisiert eine phänomenologische Auffassung von Dysfunktion. Bei dieser versucht der Therapeut, mit dem augenblicklichen Erleben der Menschen zu arbeiten und grundlegende Determinanten und Faktoren zu identifizieren, die für eine Perpetuierung der Probleme jedes Einzelnen verantwortlich sind. Emotionsfokussiert arbeitende klinische Therapeuten ziehen eine Prozessdiagnose anhand von Gefühlszuständen während der Therapiesitzung einer persönlichen Diagnose oder Störungsdiagnosen vor. Wir haben herausgefunden, dass einige Arten emotionaler Schwierigkeiten zu vielen Formen von Dysfunktion beitragen. Häufig rückt eine oder mehrere davon in den Fokus der Behandlung, weil sie alle emotionsbasiert sind. Vier Haupttypen von Verarbeitungsproblemen werden nachfolgend beschrieben: Mangel an emotionalem Gewahrsein, maladaptive emotionale Reaktionen, Störungen der emotionalen Regulierung und Probleme bei der Konstruktion von Narrativen und existentieller Bedeutungen.

Mangel an emotionalem Gewahrsein

Die erste allgemeine Quelle von Dysfunktion ist die Unfähigkeit, körperlich wahrgenommenen Felt Sense im Gewahrsein zu symbolisieren. Die Ablehnung von Emotionen, verursacht durch ein Defizit an Fertigkeiten, Verleugnung oder Vermeidung, beraubt Menschen wertvoller adaptiver Informationen. Dabei handelt es sich um ein häufig bei Klienten beobachtetes Problem. Ein Klient mag sich z. B. der wachsenden Spannung in seinem Körper nicht bewusst sein oder sie nicht verstehen können und ist daher nicht in der Lage, sie als Verbitterung zu symbolisieren. Alexithymie – die Unfähigkeit, Emotionen zu benennen – ist die extremste Form der Unfähigkeit, seine Gefühle zu beschreiben. Dieser Mangel hat jedoch unterschiedliche Erscheinungsformen und tritt bei Menschen mit Schwierigkeiten auf, angefangen von Frauen mit Borderline-Persönlichkeitsstörung bis hin zu Männern mit Problemen, ihre Gefühle zu identifizieren.

Vermeidung oder Unfähigkeit, Emotionen und internales Erleben zu benennen, kann eine wesentliche Ursache sowohl für Angst als auch für Depressionen sein. Die Unfähigkeit, einen Zugang zu „gesunder“ Wut oder abgeblockter Trauer zu finden, kann vielen Depressionen zugrunde liegen. Dahingegen kann Sorge als Teil allgemeiner Angst als Schutz vor primären Emotionen wie Scham oder Furcht dienen. Eine weitere häufig auftretende Schwierigkeit liegt darin, dass die adaptivsten emotionalen Reaktionen von Menschen durch andere emotionale Reaktionen verschleiert werden können. Das ist der Fall, wenn sich hinter Wut Furcht verbirgt.

Eine zentrale Annahme der EFT besagt, dass Dysfunktion entsteht, wenn primäres Erleben vermieden oder abgelehnt wird und es daher nicht möglich ist, bestimmte Erfahrungen in existierende Selbstorganisationen zu integrieren. Was für das Selbst nicht akzeptabel ist, wird jedoch nicht notwendigerweise dadurch als erledigt angesehen, dass es vom Bewusstsein ausgeschlossen wird (Repression), sondern eher dadurch, dass es nicht als zum eigenen Selbst gehörend erlebt wird. Erleben wird auf diese Weise nicht vergessen oder unterdrückt. Das Erleben wird nicht im Gewahrsein symbolisiert und daher abgelehnt oder verleugnet. Was zu Dysfunktion führt, ist der Mangel an verkörperter Erfahrung der eigenen Wut, Trauer, Furcht oder Scham, nicht so sehr die Tatsache, dass man nicht weiß, dass es das ist, was man fühlt. Also müssen Menschen sich ihre primären adaptiven emotionalen Reaktionen wieder aneignen und abgelehnte oder schmerzhafte Emotionen neu verarbeiten.

In der EFT gilt Abgelehntes nicht immer als pathogenetisch. Bei dem, was nicht erlebt wurde, könnte es sich um adaptive Wut oder gesunde Trauer handeln, aber auch um maladaptive Furcht oder Scham. Gesunde Bedürfnisse nach Verbindung oder Schutz der eigenen Grenzen können ebenso abgelehnt werden wie ungesunde Scham oder traumatische Furcht. Dysfunktion resultiert aus der Ablehnung gesunder wachstumsorientierter Ressourcen und Bedürfnisse, der Unterdrückung inakzeptabler Aspekte des Erlebens und der Vermeidung schmerzhafter Emotionen. Das wesentliche Prozessziel der Therapie ist es nicht, unterdrückte Inhalte bewusst zu machen, sondern sich abgelehntes Erleben wieder anzueignen, so dass es als gefühlt angenommen wird. Mit dem Wiederaneignen wird Erleben in existierende Bedeutungsstrukturen und die Schaffung von gesteigerter Selbstkohärenz und Integration assimiliert.

Maladaptive emotionale Schemata

Maladaptive emotionale Reaktionen entstehen aus unterschiedlichen Gründen. Es gibt biologische Ursachen, doch meistens werden sie in interpersonellen Situationen gelernt, die eine angeborene emotionale Reaktion wie Wut oder Scham bei Verletzungen, Furcht bei Bedrohung oder Trauer bei Verlust evozieren. Ein Kind, das missbraucht wird, lernt möglicherweise, Verbindungen mit Menschen mit Beängstigendem zu verknüpfen und zieht sich von Kontakten zurück. Wenn frühes emotionales Erleben wiederholt auf suboptimale oder problematische Reaktionen vonseiten der Bezugspersonen stößt, führt dies zur Entwicklung von grundlegenden maladaptiven emotionalen Schemata statt zu gesunden und robusten Schemata. Das in der Entwicklung begriffene Selbst organisiert sich so, dass es mit der schwierigen Emotion selbst und mit der Unzulänglichkeit der Bezugspersonen zurechtkommt.

Bei Missbrauch in der Kindheit erweist sich die vorrangige Quelle von Sicherheit und Behaglichkeit zugleich als gefährlich und als eine Quelle von Furcht und Erniedrigung. So führt die Tatsache, dass von der Bezugsperson weder Beruhigung noch Trost kommen, zu unerträglichen Zuständen der Angst und der Einsamkeit. Furcht, Scham und möglicherweise Wut von pathogenetischer Qualität sind das Ergebnis. Ein leerer Selbstsinn vom Selbst als nicht liebenswert, schlecht, unzulänglich, wertlos und machtlos entsteht. Der Mensch erlebt sekundäre Verzweiflung, Hilflosigkeit und Hoffnungslosigkeit und manchmal ein Gefühl der Fragmentierung, das Gefühl zu zerfallen, und eine Unfähigkeit, die eigenen Affekte zu regulieren. Emotionen wie eine primäre adaptive Furcht, die einmal bei der Bewältigung einer maladaptiven Situation in der Vergangenheit nützlich waren, sind in der Gegenwart nicht länger die Quelle adaptiver Bewältigung. Ein Mensch, der als Kind missbraucht wurde, empfindet möglicherweise eine maladaptive Furcht vor potentiell fürsorglicher Nähe.

Eine Familienregel, die besagt, dass man keine Wut zeigen darf, kann unter anderen Umständen zur Entwicklung eines grundlegenden maladaptiven emotionalen Schemas der Machtlosigkeit führen. Beschämung als Reaktion auf Tränen oder auf die Bitte um Zuwendung kann zu grundlegender maladaptiver Scham und zur Bildung eines maladaptiven emotionalen Schemas schambasierten Sich-Zurückziehens und zur Entstehung eines Gefühls der Isolation führen. Das Selbst organisiert auf diese Weise um emotionales Erleben herum und bildet grundlegende maladaptive emotionale Schemata, deren Aufgabe es ist, die schwierigen Gefühle zu bewältigen. Mit der Zeit ergeben sich aus den grundlegenden maladaptiven emotionalen Schemata jedoch immer mehr Schwierigkeiten, wenn der Mensch versucht, die emotional aufrüttelnden Ereignisse und entwicklungsbedingten Herausforderungen des Lebens zu meistern, z. B. das Erreichen der Pubertät, Schulwechsel oder Umzüge, Ablehnung, der Verlust eines geliebten Menschen oder Traumata wie ein sexueller Übergriff.

Wenn die Gegenwart Reaktionen der Vergangenheit auslöst, geht das Neue, Reiche und Vielfältige des gegenwärtigen Moments verloren. Dann steuert die Vergangenheit die gegenwärtige Funktionsweise und zwingt der Gegenwart die Vergangenheit auf. Das ist maladaptiv und trägt zur Entwicklung von Dysfunktion bei. Dysfunktion tritt auf, wenn schwache oder schlechte Selbstorganisation eines Menschen ausgelöst wird oder wenn diese zu dominanten Selbstorganisationen werden. Diese Selbstorganisationen beinhalten die Evokation von scham-, furcht- oder trauerbasiertem Erleben und die dysfunktionalen Bewältigungsstrategien für diese Emotionen. Furcht und Trauer aufgrund von Verlassenwerden stehen im Zentrum der Organisation des „schwachen Ich“, während Scham im Zentrum der Organisation des „schlechten Ich“ steht. Intensive Scham, die auf einer grundlegenden Bewertung von Unzulänglichkeit und Herabsetzung basiert, wird durch die Wahrnehmung von Versagen ausgelöst. Ein Bruch in einer Beziehung führt dahingegen zu der Furcht und Trauer des Verlassenwerdens oder der Isolation und zu der Angst, die mit grundlegender Unsicherheit einhergeht. Die dysfunktionalen Strategien des Menschen, diese Gefühle durch Vermeidung und Sich-Zurückziehen zu bewältigen, verschärfen das Problem. Symptome wie Depressionen oder Angstzustände setzen ein, wenn ein Gefühl dominiert, das sich aus einer Kombination von Empfindungen der Unsicherheit und Ungeliebtheit oder Erniedrigung, Gefangensein und Machtlosigkeit zusammensetzt, und der Mensch nicht in der Lage ist, alternative Reaktionen zu mobilisieren.

Wie sehr sich emotionale Reaktionen in der Folge als desorganisierend auswirken und sich Veränderungen durch alternative Lebenserfahrungen widersetzen, hängt teilweise davon ab, wie früh sie erlebt werden und wie intensiv und wie oft sie und die Situationen auftreten, die sie aktivieren. Darüber hinaus beeinflussen auch andere temperamentabhängige und organische Faktoren die Stimmungen von Menschen, und diese beeinflussen wiederum die Aktivationsschwellen verschiedener Emotionen. Wenn Menschen müde oder reizbar sind, ist die Wahrscheinlichkeit größer, dass Wut aktiviert wird. Mit einer Lerngeschichte von Misshandlungen ist die Wahrscheinlichkeit größer, dass man wütend überreagiert, wenn man müde oder reizbar ist. Außerdem sind Häufigkeit und Intensität vorangegangener Gefühle der Vernachlässigung dafür verantwortlich, dass Gefühle wie Wut bei Verletzung oder Trauer bei Verlust durch eine aktuelle

Situation mit ähnlichen Themen oder Handlungsabläufen leichter aktiviert werden. Also kann mangelnde Aufmerksamkeit durch den Ehepartner intensive Gefühle der Vernachlässigung aktivieren, die aus einer lieblosen Kindheit stammen. Diese Gefühle werden dann zu maladaptiven Reaktionen auf die gegenwärtige Situation.

Schemabasierte emotionale Gedächtnisstrukturen werden höchstwahrscheinlich durch den kürzlich untersuchten Prozess der Gedächtnisrekonsolidierung (Moscovitch / Nadel 1997) verändert. Ein emotional belastendes Ereignis wie betrogen oder verlassen zu werden resultiert zunächst in einer emotionalen Reaktion. Diese emotionale Reaktion auf die Situation verblasst, wenn sie nicht dadurch ins Gedächtnis „gebrannt" wird, dass aus ihr eine schemabasierte emotionale Erinnerung geformt wird. Je intensiver die Emotion erregt ist, desto deutlicher wird die auslösende Situation erinnert (McGaugh 2000), und die emotionale Reaktion kann auch lange nach dem Ereignis immer wieder nachempfunden werden. Daher stimuliert die Erinnerung an eine Situation des Verlassenwerdens oder des Betrugs (oder an etwas, das einen daran erinnert) Traurigkeit oder Wut und Verletztheit als emotionale Reaktion.

Veränderungen in schemabasierten emotionalen Gedächtnisstrukturen passieren höchstwahrscheinlich durch den Prozess der Gedächtnisrekonsolidierung. Die klassische Auffassung von Gedächtnis geht davon aus, dass es unmittelbar nach dem Lernen eine Zeitspanne gibt, in der das Gedächtnis schwach und labil ist, dass die Erinnerung jedoch mehr oder weniger dauerhaft ist, wenn genügend Zeit verstrichen ist. Während dieser Konsolidierungsphase ist es möglich, die Bildung von Erinnerung zu unterbrechen. Wenn dieses Zeitfenster vorbei ist, kann die Erinnerung zwar verändert oder unterdrückt, aber nicht gelöscht werden. In jüngster Zeit ist das Interesse an einer alternativen Auffassung von Gedächtnis wieder aufgeflammt. Sie besagt, dass jedes Mal, wenn eine Erinnerung erneut abgerufen wird, die zugrunde liegende Erinnerungsspur wieder labil und schwach ist und einer neuerlichen Konsolidierungsphase bedarf (*Rekonsolidierung*). Diese Rekonsolidierungsphase bietet eine neuerliche Möglichkeit, die Erinnerung zu unterbrechen. Man geht davon aus, dass maladaptive schemabasierte emotionale Erinnerungen bisweilen maladaptiv sein können und zu Emotionen wie Furcht bei Angststörungen und posttraumatischen Belastungsstörungen, Scham und Traurigkeit bei Depressionen führen. So kann die Möglichkeit, in der Vergangenheit erworbene schemabasierte emotionale Erinnerungen durch eine Blockade der Rekonsolidierung zu unterbrechen, wichtige klinische Implikationen mit sich bringen.

Dieses erneute Interesse an Rekonsolidierung und ihrer Rolle bei der Kontrolle von Furcht wurde durch eine Studie von Nader und Kollegen

(2000) ausgelöst, in der sie demonstrieren, dass sich erlernte Furcht durch die Blockade der Rekonsolidierung beseitigen lässt.

In dieser Studie wurden Ratten darauf konditioniert, Furcht vor einem Ton (dem CS, dem konditionierten Reiz) zu entwickeln, und die Erinnerung an die Furcht wurde über einen Zeitraum von 1 bis 14 Tagen konsolidiert. Nach der Konsolidierung wurden die Ratten mit einer nicht verstärkten Präsentation des CS konfrontiert. Diese CS-Erinnerung diente dazu, die Gedächtnisspur der Furcht zu reaktivieren. Unmittelbar auf diese Reaktivierung folgte eine Injektion in die Amygdala. Entweder wurde Anisomycin, ein Proteinsynthesehemmer, gespritzt oder eine Kochsalzlösung. Die Proteinsynthese ist nötig für die Bildung einer Gedächtnisspur, und eine Blockade der Proteinsynthese, so hatte man zuvor bewiesen, blockiert die Konsolidierung der Furchterinnerung. Obwohl das Zeitfenster der Konsolidierung verstrichen war, zeigten die Ratten, die nach der Reaktivierung Anisomycin bekommen hatten, keine Anzeichen von konditionierter Furcht. Die Ratten, die nach der Reaktivierung entweder eine Salzinjektion oder Anisomycin ohne vorherige Reaktivierung bekommen hatten, zeigten normale konditionierte Furcht. Diese Ergebnisse legen nahe, dass Furchterinnerungen jedes Mal, wenn sie wieder hochgeholt werden, eine Rekonsolidierung durchlaufen und dass dieser Rekonsolidierungsprozess unterbrochen werden kann. Dabei wird im Wesentlichen die zuvor gelernte Furcht gelöscht. Außerdem wurde kürzlich gezeigt, dass Propranolol, ein Adrenalin hemmender Betablocker, der auch bei Menschen einsetzbar ist, die Rekonsolidierung durch eine indirekte Beeinflussung der Proteinsynthese in der Amygdala blockieren kann (Debiec / LeDoux 2004).

Des Weiteren zeigten Hapbach und Kollegen (2007), dass neuer Input zum Zeitpunkt der Rekonsolidierung die ursprüngliche Erinnerung verändern kann. Sie wird dann so rekonsolidiert, dass sie neues Material in die alte Erinnerung aufnimmt. Daraus ergibt sich die Annahme, dass das schemabasierte emotionale Gedächtnis durch neues emotionales Erleben verändert werden kann.

Regulierung und Dysregulierung von Emotionen

In der Theorie der EFT gilt die Unfähigkeit, seine Emotionen zu regulieren, als eine weitere übliche Form der Dysfunktion. Zu viele oder zu wenige Emotionen zu haben ist Teil menschlicher Probleme. Probleme bei der Emotionsregulierung können dazu führen, dass Menschen von intensiven, schmerzlichen Emotionen überwältigt werden oder aber betäubt und von ihren Emotionen distanziert sind. Klienten, die sich in Therapie begeben, durchleben häufig akute oder chronische Beschwerden, die mit einer Unterregulierung ihres emotionalen Systems zu tun haben. Darüber hinaus handelt es sich bei vielen Symptomen wie Depressionen und Angstzuständen und Störungen wie Substanzmissbrauch und Magersucht oftmals um dysfunktionale Versuche von Klienten, zugrunde liegende emotionale Zustände zu regulieren. Daher ist der Aufbau von Fertigkeiten einer gesunden Emotionsregulierung ein wichtiger Teil der emotionalen Entwicklung. Zur emotionalen Intelligenz gehört die Fähigkeit, Emotionalität zu regulieren, so dass man sich von ihr leiten, aber nicht beherrschen lässt. Emotionale Reaktionen hinauszuschieben, sie zu kennen und über sie nachzudenken ist durch und durch menschlich. Die Affektregulierung ist ein wesentliches Entwicklungsziel der therapeutischen Arbeit.

Die Fähigkeit, Emotionen zu regulieren, stammt zum Teil aus frühen Bindungserfahrungen mit verantwortungsvollen Eltern und anderen Bezugspersonen (Schore 1994; Sroufe 1996). Wenn unsere Eltern gute „Emotions-Coaches" waren, haben sie unsere Emotionen als Gelegenheiten für innige Vertrautheit wahrgenommen, haben unsere Emotionen validiert und sich in sie eingefühlt und uns den Weg zu sozial wirksamem Ausdruck und zu Zielerreichung gewiesen (Gottman et al. 1996; Greenberg 2002). Schore (1994; 2003) hat dokumentiert, dass die Art, wie Bezugspersonen mit Säuglingen umgehen, tatsächlich Auswirkungen auf die Gehirnreifung des Kindes und auf die Fähigkeit hat, sich selbst zu beruhigen. Das sichere Selbst entsteht hauptsächlich durch die dyadische Affektregulierung – gelingt diese nicht, bildet sich ein unsicherer Selbstsinn heraus (s. Fosha 2000; Schore 1994; Stern 1995; Trevarthen 2001).

Schon als Säuglinge lernen Menschen, am Daumen zu lutschen, um sich selbst zu beruhigen, oder im Dunkeln zu pfeifen, um ihre Angst zu vertreiben. Ein wichtiger Aspekt der Affektregulierung ist die Beschwichtigung der eigenen Ängste und die Anpassung des allgemeinen emotionalen Erregungsniveaus, um eine adaptive Funktionsweise zu erreichen. Als Erwachsener kann man, um Angst zu regulieren, Entspannungstechniken und Meditation lernen. Menschen lernen, ihre Wut zu regulieren, indem sie tief durchatmen, innehalten und bis zehn zählen. Sie lernen sogar, Freude zu regulieren und sie situationsangemessen auszudrücken. Emotionsregulierung beinhaltet die Fertigkeit eines Menschen, Emotionen zu tolerieren, sich ihrer bewusst zu sein, sie in Worte zu fassen und sie adaptiv einzusetzen, um Unglücklichsein zu regulieren und Bedürfnisse und Ziele zu unterstützen.

Forschungsergebnisse der affektiven Neurowissenschaften deuten darauf hin, dass eine implizite, affektiver orientierte Affektregulierung von der rechten Hirnhälfte und eine explizite, kognitiver orientierte Affektregulierung von der linken Hirnhälfte ausgeht (Schore 2003). Eine unbewusste, schnelle Verarbeitung wird eher durch die rechte Hirnhälfte übermittelt und eine bewusste, langsamere und serielle Verarbeitung eher durch die linke Hirnhälfte (Davidson 2000a; Markowitsch 1998–1999). Funktionen wie eine emotional-soziale Selbstregulierung scheinen einer verstärkten Aktivierung der rechten Seite des Gehirns zu bedürfen (Tucker 1981). Nach der dynamisch-systemischen Auffassung der Emotionsregulierung läuft ein guter Teil der Affektregulierung implizit durch rechtshemisphärische Prozesse ab und wird nicht verbal übermittelt. Diese Art der Verarbeitung ist eng in den Kontext zwischenmenschlicher Beziehungen eingebunden und wird besonders unmittelbar durch Prozesse wie die automatische Generierung der Selbstberuhigung und die auf andere bezogene Regulierung durch Berührung, Gesichtsausdruck, Stimmqualität und Blickkontakt beeinflusst.

Die EFT schließt sich nicht der vorherrschenden Auffassung an, die von einer Selbstkontrolle bei der Emotionsregulierung ausgeht (Beck 1976; Gross 2002) und unterstellt, dass ein System die Emotionen generiert und ein anderes sie danach reguliert. Stattdessen vertritt sie die Ansicht, dass die Emotionsregulierung ein fester Bestandteil der Generierung von Emotionen ist. Die Emotionsregulierung wird als ein integraler Aspekt der Generierung von Emotionen betrachtet und läuft parallel zu ihr ab (Campos et al. 2004). Von diesem Standpunkt aus gesehen agieren affektive und kognitive Prozesse als ein dynamisches System mit dem Ziel, sich gegenseitig zu regulieren. Ein Großteil dieses Prozesses verläuft automatisch, außerhalb des Gewahrseins. Emotionen werden sowohl aus sich selbst heraus als auch willkürlich reguliert.

Diese unterschiedlichen Ansichten der Emotionsregulierung wirken sich auf die Behandlung aus. Die Strategien zur Emotionsregulierung, die sich aus der Vorstellung einer Selbstkontrolle ableiten, beziehen kognitivleitende Prozesse auf höheren Ebenen mit ein. Sie unterstellen, dass Menschen in der Lage sind, ihre Art zu fühlen dadurch bewusst zu verändern, dass sie ihre Art zu denken modifizieren oder Ablenkungs- oder Entspannungsfertigkeiten praktizieren. Wenn darüber hinaus die Emotionsregulierung als die Kontrolle zu vieler störender Emotionen oder Emotionen des falschen Typs betrachtet wird, wird es Aufgabe der Therapie, diese Emotionen zu kontrollieren. In der klinischen Arbeit wird Dysfunktion dann als die Folge fehlerhaften Lernens und eines Mangels an Fertigkeiten gewertet. Folglich liegt der Schwerpunkt darauf, Fertigkeiten zur Emotionskontrolle zu vermitteln und das kognitive System zu verändern, damit unerwünschte Emotionen verändert werden können (Beck 1976). Daraus haben sich Ansätze wie das Wutmanagement ergeben, bei dem Kontrolle und Zurückhalten von Emotionen trainiert werden.

Nach der Auffassung der EFT, nach der das Emotionssystem selbsterhaltend funktioniert und sich aus sich selbst heraus reguliert, empfängt das kognitive System Informationen durch das Emotionssystem und beeinflusst es zugleich, und Emotionen lenken Kognition und Handlung. Das Emotionssystem kann demnach nicht nur durch Kognition, sondern auch durch andere Prozesse wie andere Emotionen oder zwischenmenschliche Bindungen transformiert oder reguliert werden (Greenberg 2002). Das Ziel sind Selbsterhaltung und Steigerung statt Selbstkontrolle, und die beteiligten affektiven Prozesse laufen weitgehend unterhalb des bewussten Gewahrseins ab. Aus der Überlegung, dass die Regulierung von Emotionen einen Aspekt ihrer Generierung darstellt, folgt, dass ein großer Teil von Dysfunktion als der Vermeidung, Unterdrückung oder dem motivierten Mangel an emotionalem Gewahrsein geschuldet betrachtet wird. Die klinische Arbeit konzentriert sich damit auf emotionsorientierte Bewältigungsstrategien, Emotionstoleranz und Klärung von Emotionen. Unter Emotionsregulierung versteht man, gewünschte Emotionen auf adaptiven Niveau zur richtigen Zeit zu haben, und der erste Schritt in einer Therapie basiert auf der Akzeptanz oder Förderung bestimmter Emotionen. Die EFT versteht den Zugang und die Akzeptanz bisher vermiedener Emotionen und die Fähigkeit, sie zuzulassen, zu akzeptieren, zu validieren und zu verstehen, als die optimale Methode der Emotionsregulierung.

Menschen erleben emotionale Überflutung häufig als gefährlich und traumatisch und neigen daher dazu, Gefühle allgemein zu vermeiden. Bisweilen mögen emotionale Vermeidung oder Taubheit die verzögert einsetzende Auswirkung von Traumata sein – dies ist tatsächlich eine der wesentlichen Formen posttraumatischer Probleme. Emotionale Übererregung führt auch oft zum gegenteiligen Problem in Form von maladaptiven Versuchen, Emotionen zurückzuhalten. Das Bemühen, Emotionen ganz zu unterdrücken oder zu vermeiden oder das Niveau der emotionalen Erregung sehr niedrig zu halten, kann zu emotionaler Dysfunktion in Form eines emotionalen Rückpralleffekts führen, zu dem auch emotionale Überflutung gehört. Darüber hinaus kann eine exzessive emotionale Kontrolle bei Menschen zu Impulshandlungen führen, in denen sie aus ihrer übermäßig strengen Selbstkontrolle ausbrechen und mehr essen, trinken, Geld ausgeben oder Sex haben, als sie es normalerweise wollen.

Narrative Konstruktion und existentielle Bedeutungsschaffung

Eine weit verbreitete Ursache für Dysfunktionen besteht in der Art, wie Menschen ihrem Erleben eine Bedeutung beimessen und welche narrative Gestalt sie von sich selbst, von anderen und von der Welt erschaffen. Bedeutung, die nicht auf körperlichem Erleben basiert, ist leere Bedeutung. Die Fähigkeit, Narrative zu konstruieren und unsere wichtigsten Lebensgeschichten zu verstehen und zu integrieren, ist der Schlüssel zu adaptiver Identitätsentwicklung und zur Bildung eines differenzierten, kohärenten Selbstbildes. Trauma-Narrative lassen Kummer fortbestehen. Narrative Inkohärenz ist ein Zeichen für eine chaotische Selbstorganisation, wenn Menschen nicht in der Lage sind, einen stabilen Selbstsinn zu konstruieren. Problematische Narrative von Gewalt oder Verlust lassen sich z. B. durch die Schaffung neuer Bedeutung verändern, durch die Menschen ein Ziel erkennen oder ihr Verständnis ihrer Rolle oder der Absichten anderer bei Ereignissen in der Vergangenheit neu aufbauen. Die Artikulation einer kohärenteren, emotional differenzierten Darstellung des Selbst und anderer, die eine verstärkte Selbstreflexion, Wirksamkeit und neue interpersonelle Ergebnisse fördert, stellt eine korrigierende emotionale Erfahrung dar. Die Darstellungen, die Menschen von ihrem Erleben geben, beeinflussen ihr Erleben und machen aus oftmals inkohärenten Geschichten über Machtlosigkeit und Viktimisierung kohärentere Geschichten von Wirksamkeit mit positivem Ausgang. Dieser Wandel fördert die Gesundheit.

Klienten kommen mit Problemen zur Therapie, die mit Bedeutung und Existenz zu tun haben, und Dysfunktion entwickelt sich als Folge von Angst, die aus defensivem Mangel an Gewahrsein der Möglichkeit des Nichtseins entsteht. Dysfunktion kommt also aus einem Mangel an Authentizität und Entfremdung von Erleben und aus dem sich daraus ergebenden Mangel an Bedeutung, der aus der Angst des Seins entsteht (ontologische Angst). Eine persönliche Lebensbedeutung zu schaffen ist der Kernpunkt gesunden Lebens. Bedeutung bietet einen Weg an, mit den existentiellen Themen von Tod, Verlust, Freiheit und Isolation zurechtzukommen.

Fazit

Emotionen zeigen auf, was wichtig für das Wohlbefinden ist, und bereiten Menschen darauf vor, adaptiv zu handeln. Zudem koordinieren sie Erleben, geben ihm eine Richtung und teilen uns mit, was wichtig ist. Zu wissen, was wichtig ist, zeigt uns auf, was wir tun müssen und wer wir sind. Darüber hinaus löst die Erkenntnis, dass es sich bei Emotionen um ein grundlegendes, biologisch adaptives System handelt, das Problem der wissenschaftlichen Grundlage für den organismischen Bewertungsprozess (die „Weisheit des Körpers"). Dieses System funktioniert dadurch, dass es Situationen im Verhältnis zu unserem Wohlbefinden bewertet und auf diese Weise das Erleben organisiert. Die Wachstumstendenz funktioniert mithilfe eines dynamischen Systemprozesses, der die dialektische Koordination vieler verschiedener Elemente beinhaltet und eine inklusive, kohärente Synthese der aktivierten Elemente bildet. Dieser dialektische Prozess bedient sich sowohl des grundlegenden, biologisch adaptiven Emotionssystems als auch der Fähigkeit des Menschen zu symbolisieren und seines Drangs, Dingen einen Sinn abzugewinnen, im Dienste der Ziele des Überlebens, der Bestandserhaltung und der Stärkung des Selbst. Der Organismus produziert fortwährend eine Richtungstendenz, die sich aus all seinem Lernen, seiner Erfahrung und seiner Interaktion speist.

Die dynamische Auffassung unterstützt eine Form der Umsetzung, bei der Emotionen bei der Konstruktion der Realität eine größere Rolle spielen als bei früheren Theorien. Emotionales Erleben wird zwar als eine grundsätzlich gesunde Ressource betrachtet, kann jedoch entweder gesunde adaptive Informationen bereitstellen, die auf ihren biologisch adaptiven Ursprüngen fußen, oder in bestimmten Fällen durch Lernen und Erleben maladaptiv geworden sein. Der grundlegendste Prozess für den Klienten besteht also darin, seiner Emotionen gewahr zu werden und zu unterscheiden, welche emotionalen Reaktionen gesund sind und als Richtschnur benutzt werden können und welche maladaptiv sind und verändert werden müssen.

4 Der therapeutische Prozess

„Vergessen wir nicht, dass die kleinen Gefühle die großen Kapitäne unseres Lebens sind und wir ihnen gehorchen, ohne es zu merken."

Vincent van Gogh

Die emotionsfokussierte Therapie (EFT) basiert auf zwei wichtigen Behandlungsprinzipien: dem Angebot einer therapeutischen Beziehung und der Förderung der therapeutischen Arbeit (Greenberg et al. 1993b). Die Beziehungsprinzipien stehen an erster Stelle und haben letztendlich Vorrang vor den Prinzipien der Förderung durch therapeutische Aufgaben. Die Grundorientierung des therapeutischen Stils besteht darin, Führen und Folgen miteinander zu kombinieren. Ein personzentrierter Ansatz (Rogers 1957), bei dem es darum geht, in den inneren Bezugsrahmen des Klienten einzutreten und empathisch darauf zu reagieren, wird mit einem Therapiestil kombiniert, der zum Ziel hat, das Erleben zu vertiefen. Zu diesem Zweck geht er deutlicher führend, prozessdirektiv und erlebensorientiert vor und orientiert sich stark an der Gestalttherapie (Gendlin 1996; Perls et al. 1951). Bei diesem Ansatz gehen Folgen und Führen nahtlos ineinander über und verstärken sich gegenseitig. Therapie wird demnach als ein mit-konstruktiver Prozess verstanden, bei dem Klient und Therapeut einander beeinflussen, ohne sich gegenseitig etwas aufzuzwingen. Das Ziel ist immer, das Erleben und die Erkundungen des Klienten zu vertiefen und emotionale Verarbeitung zu fördern.

In diesem Kapitel werden zunächst die Prinzipien der EFT dargestellt. Daran schließt sich eine Beschreibung der Wahrnehmungs- und Interventionsfertigkeiten an, die für die Arbeit mit Emotionen nötig sind, sowie eine Zusammenfassung der Prinzipien emotionaler Veränderung. Darauf folgt eine Schilderung der Behandlungsphasen, eine Erläuterung der wichtigsten Marker und Aufgaben, eine Fallbeschreibung und die Präsentation eines Falles. Das Kapitel schließt mit der Beschreibung einer Anwendung der Behandlung auf verschiedene Störungsbilder.

Therapeutische Beziehung und Aufgaben

Die drei Beziehungsprinzipien, die der EFT zugrunde liegen, sind Gegenwart (im Sinne von Da-Sein) und empathische Einstimmung, Kommunizieren der Grundbedingungen nach Rogers und die Herstellung eines Arbeitsbündnisses. Die EFT baut auf einer von echter Wertschätzung, Affektregulierung und Empathie geprägten Beziehung auf, in der der Therapeut ganz gegenwärtig und auf den Klienten eingestimmt ist und einfühlsam auf das Erleben des Klienten reagiert. Der Therapeut ist respektvoll, akzeptierend und authentisch in seiner Kommunikation. Die Beziehung selbst wird bereits als heilend angesehen, da die Empathie des Therapeuten und seine Akzeptanz förderlich für das Aufbrechen von Isolation, für Validation, Stärkung des Selbst und Selbstakzeptanz sind. Durch die affektive Mit-Regulierung stellt die Beziehung zum Therapeuten einen effektiven Puffer für den Disstress des Klienten dar. Eine Beziehung mit einem Therapeuten, der auf seinen Klienten eingestimmt ist, auf ihn eingeht und sein Erleben spiegelt, sorgt für interpersonelle Beruhigung und fördert die Entwicklung von Emotionsregulierung. Diese Art von Beziehung hilft Klienten, ihre überwältigenden, desorganisierenden und schmerzhaften Emotionen zu regulieren. Im Laufe der Zeit wird die interpersonelle Affektregulierung internalisiert, so dass daraus die Fähigkeit zu Selbstberuhigung und Regulierung innerer Zustände erwächst (Stern 1985). Wenn mit dem Therapeuten eine empathische Verbindung aufgebaut wird, sind Affekt verarbeitende Zentren im Gehirn angesprochen, und für den Klienten ergeben sich neue Möglichkeiten. Eine solche Beziehung schafft eine optimale therapeutische Umgebung, die zur Affektregulierung beiträgt und dem Klienten darüber hinaus hilft, sich sicher genug zu fühlen, um sich ganz auf den Prozess der Selbstexploration und des neuen Lernens einzulassen. Abgesehen davon, dass sie eine heilsame Wirkung hat, fördert die therapeutische Beziehung auch die therapeutische Arbeit der Exploration und Schaffung neuer Bedeutungen.

Ein weiterer wichtiger Aspekt einer helfenden Beziehung liegt darin, dass durch die gemeinsame Arbeit an Therapiezielen und -aufgaben ein Arbeitsbündnis entsteht. Therapeut und Klient arbeiten zusammen, um das Problem zu lösen – eine wichtige Erfahrung. Eine Übereinkunft über Ziele und Aufgaben zu treffen setzt voraus, dass der Therapeut den Klienten versteht und erkennt, was hilfreich für ihn sein mag. Die gemeinsame Arbeit ist somit ein Ausdruck von Empathie. In der EFT kommt diese Übereinkunft über die Ziele oft dadurch zustande, dass es gelingt, den chronischen, andauernden Schmerz zu fassen zu bekommen, mit dem der Klient kämpft, und eine Vereinbarung zu treffen, an der Auflösung dieses

Schmerzes zu arbeiten statt eine verhaltensbezogene Veränderung als Ziel zu formulieren.

Die drei aufgabenbezogenen Prinzipien – Förderung differentieller Verarbeitung, Abschließen von Aufgaben und Wirksamkeit und Entscheidungsfähigkeit – basieren auf der allgemeinen Annahme, dass Menschen handlungskompetente, zweckgerichtete Organismen mit einem angeborenen Bedürfnis nach Erkundung und Kontrolle ihrer internalen und externalen Umgebung sind. An diesen Prinzipien orientieren sich Therapeuten, wenn sie Klienten helfen, internale, emotionsbezogene Probleme durch die Arbeit an persönlichen Zielen und Aufgaben zu lösen, die sich während einer therapeutischen Sitzung ergeben.

Die aufgabenbezogenen Prinzipien lenken die Arbeit an therapeutischen Aufgaben und fördern, abhängig von den Zuständen des Klienten, unterschiedliche Arten von Prozessen zu verschiedenen Zeitpunkten. Bei diesem Prozess werden unterschiedliche Problemzustände des Klienten, wie sie sich im Rahmen einer Therapiesitzung zeigen, als Marker für verschiedene Interventionsmöglichkeiten gesehen, die am besten geeignet sind, die produktive Arbeit an diesem bestimmten Problemzustand zu erleichtern. Zur therapeutischen Arbeit gehört der Vorschlag des Therapeuten, eine bestimmte Verhaltensweise auszuprobieren, gefolgt von der Nachfrage nach dem Erleben des Klienten. Experimente in der EFT zielen darauf ab, den Zugang zum Erleben durch die Artikulation primärer Emotionen und Bedürfnisse, die Akzeptanz und Transformation schmerzhafter ungelöster Emotionen und die Klärung impliziter Gefühle und Bedeutungen zu erleichtern. Das Ziel der therapeutischen Arbeit liegt nicht direkt in Bewältigung, Veränderung oder „Reparatur", sondern eher im Prozess des Zulassens und Akzeptierens. Veränderungen ergeben sich als ein dynamischer Prozess der Reorganisation des Selbst. Dieser wird zunächst durch Akzeptanz und dann durch Weitergehen begünstigt und nicht so sehr durch unmittelbare Bemühungen, eine willkürliche Veränderung herbeizuführen oder ein bestimmtes Ziel zu erreichen.

Die EFT kombiniert also Folgen und Führen miteinander, das Folgen hat dabei jedoch immer Vorrang vor dem Führen. Mit der Zeit hat sich durch die Anwendung der EFT auf verschiedene Populationen gezeigt, dass das Maß des Führens und des Strukturangebots dem Grad der emotionalen Dysregulierung des Klienten angepasst werden muss. Stärker belastete Klienten und Klienten mit einer ausgeprägteren Neigung zu ängstlich-vermeidenden Strategien profitieren von intensiven prozessdirektiven Verfahren und Emotions-Coaching, zu denen das Reparenting mit Beruhigung und Mitgefühl gehört. Labileren Klienten mit größerer internaler Kontrollüberzeugung oder stärkerer Neigung zu reaktanten Verhaltensweisen kommen aufmerksam einfühlendes Folgen und weniger Führen entgegen. Je nach kulturellem Hintergrund haben Klienten oftmals unterschiedliche Erwartungen an den Grad der Prozessdirektivität, die vor allem im frühen Therapiestadium an die Erwartungen der Klienten angepasst werden kann.

Wahrnehmungsfertigkeiten

Die Behandlung wird sowohl von Wahrnehmungsfertigkeiten getragen, mit deren Hilfe verschiedene Arten von Emotionen und Problemmarker identifiziert werden, als auch von ausführenden oder intervenierenden Fertigkeiten, die die Intervention lenken. Nachfolgend werden zuerst einige der allgemeinen Wahrnehmungs- und Interventionsfertigkeiten umrissen. Spezifischere Problemmarker und bestimmte Interventionen für jeden Marker werden zu einem späteren Zeitpunkt erläutert.

Eine präzise Einschätzung der verschiedenen Arten von Emotionen ist wichtig, weil jeder Emotionstyp eine andere Arbeitsweise erforderlich macht (Greenberg 2002; Greenberg / Paivio 1997). Die Einschätzung unterschiedlicher Emotionstypen ist eine Wahrnehmungsfertigkeit, die, wenn man sie sich einmal angeeignet hat, oft implizit als natürlicher Bestandteil der empathischen Einstimmung des Therapeuten abläuft. Bei der allerersten emotionsbezogenen Einschätzung des Therapeuten geht es vermutlich darum festzustellen, ob ein Klient zu viele oder zu wenige Emotionen hat. Er wird seine Intervention entsprechend ausrichten, mit dem Ziel, entweder einen Zugang zu Emotionen zu ermöglichen oder Emotionen zu regulieren. Es ist jedoch wichtig festzuhalten, dass in einer Therapie alle Emotionen einem Beziehungskontext entspringen. Das, was aus einer Emotion wird, wird durch den Beziehungskontext und durch die kulturellen Regeln des Klienten über den Ausdruck von Emotionen beeinflusst. Die Unfähigkeit eines Klienten, Emotionen zu regulieren, oder seine Tendenz, sie überzuregulieren, ist daher ein konstruktiver interpersoneller und kultureller Prozess, nicht nur eine Funktion der Persönlichkeit des Klienten. Ob Emotionen zum Vorschein kommen und wie sie reguliert werden, ergibt sich aus Funktionen der therapeutischen Beziehung und aus den kulturellen und familiären Normen des Klienten.

Wie also schätzen Therapeuten Emotionen ein und wie unterscheiden sie zwischen ihnen? Wie unterscheidet ein Therapeut etwa, ob jemand aus sekundärer depressiver Hoffnungslosigkeit heraus weint oder aus der primären Traurigkeit eines Verlustes? Wie schätzt der Therapeut ein, ob die

Traurigkeit ein Zeichen dafür ist, dass eine Belastung durchgearbeitet wird, wie beim Trauern; ob sie ein Symptom für eine Belastung ist, wie bei Depressionen; ob die Tränen eines Klienten Tränen des Protestes sind, die die zugrunde liegende primäre Wut ausdrücken; oder ob es sich dabei um instrumentelle „Krokodilstränen" handelt, die Trost auslösen wollen?

Therapeuten setzen unterschiedliche Zusammenstellungen von Fertigkeiten und Informationen ein, um unterscheiden zu können, welche Art von Emotion ausgedrückt wird (Greenberg 2002; Greenberg/Paivio 1997). Zunächst sei erwähnt, dass emotionsfokussiert arbeitende Therapeuten niemals einfach aus ihrem eigenen Bezugsrahmen heraus urteilen. Sie arbeiten vielmehr mit ihrem Klienten zusammen, um gemeinsam entscheiden zu können, wie die Emotionen zu diesem Zeitpunkt für den Klienten funktionieren. Empathische Einstimmung ist ein wesentlicher Faktor, wenn man spüren will, worum es bei den Emotionen eines anderen Menschen geht. Nonverbale Signale, vor allem Stimme, Gesicht und Gesten, stellen zentrale Informationsquellen im Hinblick auf das Wesen der ausgedrückten Emotionen dar. Stimme oder Gesicht lassen häufig erkennen, ob es sich um eine primäre und ernsthafte Emotion handelt oder ob es eine sekundäre Emotion ist, die andere Gefühle verschleiert. Das Wissen des Therapeuten und seine eigenen Erfahrungen mit allgemeinen menschlichen Emotionen und Abfolgen von Emotionen sowie das Gewahrsein seiner eigenen typischen emotionalen Reaktionen auf Situationen sagen ihm, was vermutlich als primär einzuschätzen ist. Wenn ein Therapeut z. B. weiß, wie es sich anfühlt, wenn man bei einem förmlichen Abendessen vor aller Augen ein Glas Wein umstößt, hilft ihm dies zu verstehen, dass das primäre Erleben des Klienten in diesem Moment ein Verlegenheitserleben sein dürfte. Eine Übereinstimmung zwischen Gefühl, Handlungstendenz und Bedürfnis legt eine primäre Emotion nahe. Beispiele für solche primären Emotionen sind etwa ein Gefühl der Traurigkeit über einen Verlust oder die Suche nach Trost und Nähe, während es sich bei Wut, Abwehr und einem Bedürfnis nach Trost bei einem Gefühl der Verletzung vermutlich um eine sekundäre Emotion handelt.

Darüber hinaus ist es bei der emotionalen Einschätzung wichtig, der eigenen emotionalen Reaktionen auf den Klienten gewahr zu sein. Menschen sind nämlich so ausgerichtet, dass sie emotional auf die emotionalen Signale anderer reagieren, und das liefert uns wichtige Informationen. Wir verspüren automatisch Mitleid für den primären Schmerz und primären Disstress anderer, doch sekundäres Jammern macht uns ärgerlich. Maladaptive angriffslustige Wut löst Furcht oder Wut in uns aus, doch befähigende adaptive Wut findet unsere Unterstützung. Unsere emotionalen Reaktionen geben uns Hinweise darauf, welche Art von Emotion der andere empfindet. Bei der Einschätzung von Emotionen ist es außerdem hilfreich zu wissen, wie ein bestimmter Klient typischerweise reagiert und welche Arten von emotionalen Reaktionen häufig bei bestimmten KlIententypen oder in unterschiedlichen Kulturen anzutreffen sind. Das Wissen um den Kontext des emotionalen Ausdrucks ist äußerst hilfreich, wenn man die Emotion im Kontext verstehen will. Wenn eine neue Emotion zum ersten Mal ausgedrückt wird, ist das etwas ganz anderes, als wenn dieselbe alte Emotion zum zwanzigsten Mal ausgedrückt wird. Wenn der Ausdruck der Emotionen zu produktiverer Verarbeitung oder adaptiver Handlung oder im Gegenteil zu weiterer Dysregulierung führt, entscheidet dies über die Einschätzung des Therapeuten, ob die Emotion primär oder adaptiv ist.

Interventionsfertigkeiten

Intervention wird durch Prinzipien der emotionsorientierten Intervention, ein Verständnis der emotionalen Prozesse und die Beschreibungen spezifischer Interventionen für unterschiedliche Problemmarker gelenkt. Zunächst werden die allgemeinen Strategien dargestellt, darauf folgen die Prinzipien emotionaler Veränderungen, eine Schilderung der Behandlungsphasen und eine Erörterung von Markern und Aufgaben.

Allgemeine EFT-Strategien für die Arbeit mit Emotionen

Die beiden zentralen Aufgaben lauten: Menschen mit zu wenig Emotionen helfen, mehr Emotionen zu erschließen, und Menschen mit zu vielen Emotionen helfen, ihre Emotionen zu kontrollieren. Es gibt viele unterschiedliche Möglichkeiten, Klienten den Zugang zu Gefühlen zu erleichtern. Man kann sie ermutigen, körperlichen Empfindungen, die Emotionen auslösen, Aufmerksamkeit zuzuwenden; man kann ihnen helfen, sich an emotionsbezogene Episoden oder Situationen aus der Vergangenheit zu erinnern, die bestimmte Gefühle heraufbeschwören; und man kann lebhafte Emotionssignale wie prägnante Wörter oder Vorstellungsbilder in der Kommunikation mit Klienten einsetzen. Darüber hinaus kann der Therapeut anregen, dass der Klient vorgibt, auf eine bestimmte Art und Weise zu empfinden, oder dass er Gesten oder Formulierungen wiederholt und dabei übertreibt (z. B. mit lauter, zorniger Stimme spricht, mit der Faust droht). Außerdem ist es wichtig, Klienten zu helfen, den Grad ihrer emotionalen Erregung zu beobachten, um so das Gefühl der Sicherheit aufrechtzuerhalten, das das Aufkommen der Emotionen möglich macht. Diese Strategie ist sehr wichtig, denn die meisten Menschen unterbrechen den Zugang zu ihren Gefühlen, wenn sie spüren, dass sie die Kontrolle verlieren.

Oft werde ich von Therapeuten gefragt, was sie tun sollen, um einem in seiner emotionalen Wahrnehmung eingeschränkten Klienten Zugang zu seinen Emotionen zu ermöglichen oder einem dysregulierten Klienten zur Regulierung seiner Emotionen zu verhelfen. Diese Fragen sollte man besser anders formulieren: Welche Art von Beziehung macht es einem Therapeuten möglich, einem Klienten zu helfen, Zugang zu seinen Emotionen zu finden oder sie zu regulieren? Die Beziehung spielt immer eine zentrale Rolle. Sie beeinflusst sowohl den Zugang zu Emotionen als auch die Art der erlebten Emotionen und ihre Verarbeitung. Die EFT geht davon aus, dass der Therapeut ein möglicher Handelnder ist. Beim Zugang zu Emotionen drückt sich das durch affektive Einstimmung aus, beim Regulieren von Emotionen durch interpersonelle Beruhigung und bei der Bereitstellung neuen emotionalen Erlebens durch die Beziehung.

Die Arten von Empathie, die Klienten helfen, Zugang zu ihren Emotionen zu bekommen und sie zu symbolisieren, reichen von empathischer Resonanz, die einfach Verstehen ausdrückt, über validierende und evozierende Reaktionen bis hin zu erforschenden und vermutenden Reaktionen und empathischer Neuorientierung (Elliott et al. 2004; Greenberg/Elliott 1997). In der EFT ist die empathische Erkundung die grundlegende Art der Intervention. Dabei handelt es sich um eine Reaktion, die sich auf den Randbereich dessen konzentriert, was der Klient erlebt – das, was am intensivsten, deutlichsten oder implizitesten ist –, um seine Entfaltung zu fördern. Ist die Reaktion des Therapeuten so aufgebaut, dass sie mit einem Fokus auf dem endet, was in der Aussage des Klienten am lebendigsten zu sein scheint, wird die Aufmerksamkeit des Klienten auf diesen Aspekt seines Erlebens gelenkt. Er ist dann eher in der Lage, diesen Bereich differenzierter zu betrachten. Dadurch, dass der Therapeut seine Aufmerksamkeit einfühlsam und beständig auf das richtet, was am deutlichsten in den verbalisierten und unausgesprochenen (nonverbalen) Narrativen des Klienten hervortritt, kann er mit seinen verbalen empathischen Explorationen das Erleben des Klienten noch besser zu fassen bekommen als der Klient in seinen Schilderungen. So hilft er dem Klienten, bisher implizites Erleben bewusst im Gewahrsein zu symbolisieren.

Klienten beginnen eine Therapie meist damit, dass sie die Geschichte ihres Problems erzählen. Emotionsfokussiert arbeitende Therapeuten beginnen mit Empathie und ermuntern die Klienten, ihre Aufmerksamkeit nach innen zu richten und ihr Erleben zu vertiefen. Wenn das Erleben des

Klienten auf diese Weise nicht vertieft wird, gehen Therapeut und Klient weiter zum Focusing und lenken die Aufmerksamkeit auf den körperlich empfundenen Felt Sense. Darauf folgen später meist stimulierendere Interventionen wie Stuhl-Dialoge und Arbeit mit mentalen Bildern. Durch diese Strategien werden Affekte verstärkt, so dass sie intensiv ins gerichtete Gewahrsein gebracht werden.

Der Therapeut ermuntert Klienten, ihre Aufmerksamkeit auf ihr Erleben zu richten, so wie sie es körperlich wahrnehmen, und sich zu fragen: „Was ist problematisch für mich?" Der Therapeut hilft dem Klienten dann, das Gefühl in Worte zu fassen, seine Aufmerksamkeit auf die Wirkung zu richten, die dies auf sein Erleben hat, ein Problem als Ganzes zu spüren und das hochkommen zu lassen, was an diesem körperlichen Spüren wichtig ist. Das ist der Prozess des Focusing und stellt die grundlegende Art der Beschäftigung mit internem Erleben dar, die gefördert werden soll.

Emotionsfokussiert arbeitende Therapeuten helfen auch Klienten, die sich überwältigt oder emotional überflutet fühlen, adaptive Strategien für die Beherrschung von Emotionen zu entwickeln. Dafür gibt es eine Reihe von Möglichkeiten wie die Beobachtung und Symbolisierung der überwältigenden Gefühle (z.B. mit meditativen Methoden eine sichere Distanz schaffen, indem man den Standpunkt eines Beobachters einnimmt und die eigene Furcht als eine schwarze Kugel beschreibt, der einem im Magen liegt). Unterstützung und Verständnis anzubieten und Klienten zu ermuntern, Unterstützung und Verständnis bei anderen zu suchen, sind ebenfalls hilfreiche Strategien für die Regulierung von Emotionen. Dasselbe gilt für die Ermunterung von Klienten, ihre verstörenden Emotionen zu organisieren (z.B. indem sie eine Liste von Problemen aufstellen). Klienten zu helfen, sich selbst zu beruhigen, ist eine zentrale Strategie. Hier regt der Therapeut Entspannung, Selbsttrost und Selbstfürsorge an (z.B. „Versuchen Sie, diesem anderen Teil von sich zu sagen: ‚Es ist in Ordnung, traurig zu sein.'"). Klienten zu helfen, sich in Disstress-Situationen abzulenken (z.B. indem sie rückwärtszählen oder sich vorstellen, wie sie einen sicheren Ort aufsuchen), ist eine weitere nützliche Intervention zur Förderung der Regulierung. Wenn ein Klient während einer therapeutischen Sitzung überwältigt wird, kann der Therapeut seinen Disstress folgendermaßen regulieren: Er rät dem Klienten, bewusst zu atmen, seine Füße auf dem Boden aufzusetzen, zu fühlen, wie er auf dem Stuhl sitzt, den Therapeuten anzusehen und zu beschreiben, was er sieht.

Eine der möglicherweise effektivsten Methoden, Klienten bei der Kontrolle ihrer Emotionen zu helfen, mag paradox anmuten: Man hilft ihnen, sich ihrer Emotionen gewahr zu werden, sie auszudrücken und zu entscheiden, wie sie damit umgehen, sobald die Emotionen aufkommen. Eine

Emotion zu unterdrücken und nichts damit anzufangen führt dagegen häufig dazu, dass noch mehr unerwünschtes emotionales Wiedererleben erzeugt wird und die ursprüngliche Emotion auf diese Weise noch überwältigender oder furchterregender wird. Ein Dilemma, das sich für Klient und Therapeut gleichermaßen ergibt, ist die Entscheidung, wann man Gewahrwerden und Erleben von Emotionen fördern und wann man Emotionen regulieren sollte. Eine hilfreiche praktische Richtschnur vor allem für Menschen, die überwältigende destruktive Emotionen erleben, ist das Gewahrsein, wie intensiv ein Gefühl ist. Dieses Gewahrsein dient dann als Kompass für die Bewältigung des Gefühls. Zugang zu und Gewahrsein von Emotionen sollten eingesetzt werden, wenn die Emotionen sich unterhalb einer bestimmten handhabbaren Erregungsgrenze befinden, sagen wir bei 70 %. Ablenkung und Regulierung bieten sich an, wenn Emotionen diese Grenze überschreiten und nicht mehr handhabbar sind.

Abgesehen von diesen allgemeinen Strategien für die Arbeit mit Emotionen verlangen die unterschiedlichen Emotionstypen, die in Kapitel 3 dargestellt werden, nach unterschiedlichen Arbeitsweisen. Bei primären adaptiven Emotionen ist es wichtig, dass ein Zugang zu ihnen geschaffen wird und dass sie vollständiger zugelassen werden, um Informationen und Handlungstendenzen bereitzustellen. Um Klienten bei der Entscheidung zu helfen, ob es sich bei dem, was sie fühlen, um eine primäre adaptive Emotion handelt, reagiert der Therapeut empathisch und fungiert stellvertretend als informationsverarbeitende Instanz. Dabei bietet er Symbole zur Beschreibung der Gefühle an. Diese kann der Klient mit seinem Erleben abgleichen, um zu sehen, ob sie passen. Bei der Bewertung, ob eine Emotion als primär einzustufen ist, kann der Therapeut mit Fragen helfen: „Ist es das, was Ihr Kerngefühl ganz tief unten ist?“ Er kann auch Aufforderungen formulieren: „Prüfen Sie innen drin. Schauen Sie nach, ob dies Ihr grundlegendstes Gefühl ist.“

Bei maladaptiven Emotionen bietet es sich an, dem Klienten Hilfestellung beim Erschließen, Zulassen, Tolerieren, Symbolisieren, Regulieren und Erkunden dieser Emotionen zu geben. Wenn es einen Zugang zu ihnen gibt und sie akzeptiert und nicht vermieden werden, werden sie zugänglich für Veränderungen, indem man sich Zugang zu verschiedenen zugrunde liegenden Emotionen verschafft (z. B. maladaptive Scham mithilfe von Wut, Mitgefühl für sich selbst oder Stolz auflösen) und über sie nachdenkt, um ihre Bedeutung zu verstehen. Therapeuten können Klienten durch empathische Exploration und empathische Vermutungen über das tiefere Erleben des Klienten helfen, diese Emotionen zu erschließen. Um einen Zugang zu maladaptiven Emotionen zu schaffen, kann ein Therapeut fragen: „Welches ist Ihr verletzlichstes Gefühl, eines, das Sie schon ganz früh hatten, schon solange Sie denken können?", oder: „Fühlt sich dieses Gefühl wie eine Reaktion auf etwas an, das in der Vergangenheit passiert ist? Oder fühlt es sich hauptsächlich wie eine Reaktion auf etwas an, das jetzt gerade passiert?" Weitere hilfreiche Fragen sind: „Fühlt sich das an, wie ein bekanntes Gefühl festzustecken?", und: „Wird Ihnen dieses Gefühl helfen, mit der Situation zurechtzukommen?"

Auf sekundäre reaktive Emotionen reagiert man am besten mit empathischer Exploration, um die zugrunde liegenden primären Emotionen zu entdecken, von denen sie sich ableiten (z. B. primäre Furcht unter reaktiver Wut). Um unter die sekundäre Emotion zu gelangen, könnte der Therapeut fragen: „Wenn Sie das fühlen, fühlen Sie dann noch etwas, zusätzlich zu dem Gefühl, dessen Sie sich am stärksten bewusst sind?" oder „Nehmen Sie sich einen Moment Zeit und sehen Sie nach, ob es sich so anfühlt, als sei da noch etwas unter diesem Gefühl." Bei instrumentellen Emotionen erkundet man am besten ihre interpersonelle Funktion oder ihre beabsichtigte Wirkung auf andere. Nachdem er dem Klienten vermittelt hat, dass er versteht, dass dieser sich traurig oder wütend fühlt, könnte der Therapeut sagen: „Ich frage mich, ob Sie der Person mit diesem Gefühl vielleicht etwas sagen wollen?" Menschen erkennen möglicherweise die Absicht in ihrem emotionalen Erleben, sei es ein Wunsch nach Selbstschutz oder Trost oder ihr Versuch, einen anderen zu dominieren.

Prinzipien emotionaler Veränderungen

Vom Standpunkt der EFT aus gesehen ergeben sich Veränderungen, wenn es Menschen gelingt, die Bedeutung ihrer Emotionen zu verstehen. Dies geschieht durch Gewahrwerden, Ausdruck, Regulierung, Reflexion und Transformation von Emotionen und durch korrigierende emotionale Erfahrungen im Kontext einer empathisch eingestimmten Beziehung, die diese Prozesse fördert. Diese durch empirische Erkenntnisse bestätigten Prinzipien emotionaler Veränderungen (Greenberg 2002) werden im Folgenden erläutert, und zwar im Hinblick auf die therapeutische Arbeit mit Emotionen, nicht in Bezug auf den Umgang mit Emotionen im Alltag. So ist es in einer Therapie häufig hilfreich, Gewahrsein, Erregung und Ausdruck traumatischer Furcht oder nicht ausgedrückte Verbitterung einer bedeutsamen Person gegenüber zu fördern. Dagegen würde man im Alltag eher Bewältigungsstrategien und Affektregulierung fördern.

Emotionen wahrnehmen

Das Gewahrsein von Emotionen zu steigern ist das grundlegendste übergeordnete Behandlungsziel. Wenn Menschen wissen, was sie fühlen, nehmen sie wieder Verbindung zu ihren Bedürfnissen auf und sind motiviert, sie zu befriedigen. Gesteigertes emotionales Gewahrsein hat in mancherlei Hinsicht therapeutische Wirkung. Sich zentraler emotionaler Erfahrungen gewahr zu werden und sie mit Worten zu symbolisieren erschließt die in der Emotion enthaltene adaptive Information und die Handlungstendenz. Mit emotionalem Gewahrsein ist jedoch nicht das Nachdenken über Gefühle gemeint, es bedeutet eher, dass man ein Gefühl bewusst wahrnimmt. Etwas, das verleugnet wird oder abgespalten ist, kann sich nicht verändern. Wenn das, was abgelehnt wird, gefühlt wird, verändert es sich. Nur wenn eine Emotion gefühlt wird, wird ihre sprachliche Artikulation ein wichtiger Bestandteil ihres Gewahrseins. Das Ziel besteht darin, Emotionen anzunehmen. Selbstakzeptanz und Selbstgewahrsein sind miteinander verknüpft. Um etwas über sich selbst wirklich zu wissen, muss man es akzeptieren.

Drei wichtige Stadien des emotionalen Gewahrseins problematischer Emotionen lassen sich skizzieren. Das erste Stadium der Veränderung ist das Gewahrsein von Emotionen nach einem Ereignis, wenn man über das nachdenkt, was man in der Vergangenheit empfunden hat. Auf der Grundlage dieser Überlegungen – zu denen auch die Erkenntnis über den Auslöser der emotionalen Reaktion gehören kann – kann man lernen, in Zukunft besser zu reagieren. Ein großer Teil der verständnisorientierten Therapien endet bei diesem ersten Schritt, bei dem Menschen verstehen, warum sie auf eine Weise reagiert haben, die sie bedauern. Dieses Verständnis hilft ihnen allerdings nicht zu verhindern, dass sie auf diese Weise reagieren oder dass sie durch ähnliche Situationen wieder angetriggert werden. Das zweite Stadium sieht eine Verkürzung der Zeitspanne vor, die eine Emotion braucht, um die Gefühle zu bestimmen. Beim dritten Stadium geht es darum, das Aufkommen der Emotion noch im Entstehen zu erkennen und in der Lage zu sein, sie rechtzeitig abzuwenden (z. B. erkennt man den Impuls zu Wut oder Enttäuschung und kann ihn auflösen, bevor er ganz zum Vorschein kommt). Hier kann man den Impuls sehen, bevor man handelt. Im letzten Stadium der Veränderung wird die Emotion gar nicht erst ausgelöst.

Emotionen ausdrücken

Beim Ausdruck von Emotionen geht es nicht darum, sekundäre Emotionen „rauszulassen." Es geht vielmehr darum, die Vermeidung von Erleben zu überwinden und in der Lage zu sein, bisher eingedämmte primäre Emotionen auszudrücken (Greenberg/Safran 1987). Expressive Bewältigungsstrategien können auch dazu beitragen, dass man seine Aufmerksamkeit zentralen Themen zuwendet und sich darüber Klarheit verschafft, und sie können es leichter machen, Ziele zu verfolgen. Es kann keine allgemeine Regel geben, was die Wirksamkeit emotionalen Ausdrucks angeht. Es ist wichtig, die Unterscheidung zwischen Therapie und Alltag nicht zu verwischen. Im Rahmen einer Therapie wird der emotionale Ausdruck angewandt, um problematische Erfahrungen der Vergangenheit neu zu durchleben und aufzuarbeiten. Welche Rolle Erregung und Ausdruck von Emotionen spielen und wie nützlich beides in einer Therapie (und im „wirklichen" Leben) sein kann, hängt davon ab, welche Emotion zum Ausdruck kommt, um welches Thema es geht, wie sie ausgedrückt wird, wer sie zum Ausdruck bringt, wem gegenüber, wann und unter welchen Bedingungen sie ausgedrückt wird und in welcher Weise der emotionale Ausdruck anderes Erleben von Affekt und Bedeutung nach sich zieht. Im täglichen Leben ist der Ausdruck problematischer Emotionen oft nicht hilfreich. In einer Therapie sind Erregung und Ausdruck von Emotionen notwendig, wenngleich sie für den therapeutischen Fortschritt nicht immer ausreichen.

Wir Menschen tendieren stark dazu, das Erleben und Ausdrücken schmerzhafter Emotionen zu vermeiden. Daher müssen Klienten ermutigt werden, diese Vermeidungstendenz zu überwinden und während der Therapiesitzungen einen Zugang zu schmerzhaften Emotionen zu finden. Zu diesem Zweck wenden sie sich ihrem körperlichen Erleben zu, was häufig in kleinen Schritten vonstatten geht. Dieser Prozess kann die Veränderungen expliziter Überzeugungen beinhalten (z.B. „Wut ist gefährlich" oder „Männer weinen nicht"), die die Vermeidungstendenz eines Klienten steuern. Es kann auch passieren, dass der Therapeut ihm helfen muss, seine Angst vor Auflösung zu konfrontieren (Greenberg/Bolger 2001). Dann müssen Klienten es zulassen und ertragen, dass sie in unmittelbarem Kontakt mit ihren Emotionen sind. Diese beiden Schritte, das Erschließen von Emotionen und das Tolerieren von oftmals unbequemen Emotionen, stimmen mit Auffassungen aus der Konfrontationstherapie überein. Zahlreiche Untersuchungen belegen, dass bisher vermiedene Gefühle nach einer über eine bestimmte Zeitspanne andauernden Konfrontation ihre negative Wirkung verlieren (Foa/Jaycox 1999). Von der emotionsfokussierten Warte aus gesehen sind die Schritte der emotionalen Verarbeitung – Erschließung,

Erregung und Tolerieren von emotionalem Erleben – zwar notwendig, aber nicht ausreichend, um primäre maladaptive Emotionen zu verändern. Bei einer optimalen emotionalen Verarbeitung müssen Kognition und Affekt miteinander verbunden (Greenberg 2002; Greenberg/Pascual-Leone 1995; Greenberg/Safran 1987) und Affekte transformiert werden. Sie auszuhalten ist nicht genug (Greenberg 2002). Wenn der Kontakt mit primärem maladaptiven emotionalen Erleben wie grundlegender Scham oder Unsicherheit gelungen ist, müssen sich Klienten bewusst nach diesem Erleben und seinem Informationsgehalt ausrichten, es im Gewahrsein symbolisieren und erkunden, darüber nachdenken und seine Bedeutung verstehen und es schließlich auflösen.

Emotionen regulieren

Das dritte Prinzip bei der emotionalen Verarbeitung beinhaltet die Regulierung von Emotionen. Bei manchen Menschen, bei einigen psychologischen Störungsbildern und in bestimmten Situationen sind Emotionen unter- oder dysreguliert (Linehan 1993). Ein wichtiger Punkt in jeder Behandlung ist die Frage, welche Emotionen reguliert werden sollen. Wie sie reguliert werden sollen, wird dann zum zentralen Aspekt der Behandlung. Bei Emotionen, die nach unten reguliert werden müssen, handelt es sich meist um sekundäre Emotionen wie Verzweiflung oder Hoffnungslosigkeit, um Angst vor der Angst oder primäre maladaptive Emotionen wie die Scham über vermeintliche Wertlosigkeit, die Angst, die mit grundlegender Unsicherheit einhergeht, und Panikgefühle.

Der erste Schritt zur Förderung von Emotionsregulierung ist das Bereitstellen einer sicheren, beruhigenden, validierenden und empathischen Umgebung. Sie trägt dazu bei, automatisch aufkommenden zu schwach regulierten Disstress zu besänftigen (Bohart/Greenberg 1997) und das Selbst zu bestärken. Darauf folgt das Erlernen von Emotionsregulierung und Strategien der Stresstoleranz (Linehan 1993). Dazu gehören Fertigkeiten wie Auslöser identifizieren, Auslöser vermeiden, Emotionen identifizieren und benennen, Emotionen zulassen und tolerieren, einen „Arbeitsabstand“ schaffen, positive Emotionen verstärken, Selbstberuhigung, Atemtechniken und Ablenkungsstrategien. Formen meditativer Praktiken und Selbstannahme sind häufig sehr hilfreich, wenn es darum geht, einen „Arbeitsabstand“ von überwältigenden Kernemotionen zu gewinnen. Die Fähigkeit, die Atmung zu kontrollieren und die eigenen Emotionen zu beobachten und sie kommen und gehen zu lassen, ist ein wichtiger Aspekt bei der Regulierung von emotionalem Disstress.

Ein weiterer wichtiger Aspekt der Regulierung besteht darin, dass der Klient Fähigkeiten zu Selbstberuhigung und Selbstachtung entwickelt. Mithilfe von Beruhigungstechniken lassen sich Emotionen auf unterschiedlichen Verarbeitungsebenen regulieren. Auf der physiologischen Ebene wird das parasympathische Nervensystem aktiviert, um Herzfrequenz, Atmung und andere sympathische Funktionen zu regulieren, die bei Stress schneller werden. Die Fähigkeit der Klienten zu fördern, aufkommendes schmerzhaftes emotionales Erleben anzunehmen und dabei sich selbst gegenüber mitfühlend zu sein, ist ein wichtiger Schritt auf dem Weg zum Tolerieren von Emotionen und zu der Möglichkeit, sich selbst zu beruhigen. Anfangs entwickelt sich die Fähigkeit zur Selbstberuhigung dadurch, dass die beruhigenden Funktionen des schützenden anderen internalisiert werden (Sroufe 1996; Stern 1985). Nach und nach wird dieser Prozess internalisiert und hilft dem Klienten, implizite Selbstberuhigung zu entwickeln – die Fähigkeit, Gefühle automatisch, ohne bewusste Anstrengung zu regulieren.

Über Emotionen nachdenken

Zusätzlich zum Erkennen von Emotionen und zu ihrer sprachlichen Symbolisierung hilft die Förderung weiterer Reflexionen über emotionales Erleben den Menschen, die narrative Bedeutung ihres Erlebens zu verstehen und es in ihre fortlaufende Selbst-Narrative einzufügen. Was wir aus unserem emotionalen Erleben machen, macht uns zu dem, was wir sind. Das Nachdenken führt dazu, dass neue Bedeutungen entstehen und neue Narrative entwickelt werden, die helfen, Erleben zu verstehen (Goldman et al. 2005; Greenberg/Angus 2004; Greenberg/Pascual-Leone 1997; Pennebaker 1995). Pennebaker (1995) zeigte die positive Wirkung auf, die das Schreiben über emotionales Erleben auf die Aktivitäten des vegetativen Nervensystems, die Funktion des Immunsystems und die physische und emotionale Gesundheit hat. Er schließt daraus, dass Menschen mithilfe von Sprache in der Lage sind, ihr emotionales Erleben und die Ereignisse, die die Emotionen hervorgerufen haben, zu organisieren, zu strukturieren und schließlich zu assimilieren.

Das Erkunden emotionalen Erlebens und das Nachdenken darüber, was man entdeckt, mit dem Ziel, kohärente Narrative zu bilden, stellen bei Veränderungen wichtige Prozesse dar. Durch Nachdenken verstehen wir, wie das Selbst psychologisch aufgebaut und eingerichtet ist. Narrative stellen einen kognitiven Organisationsprozess zur Verfügung, eine Art von zeitweiliger Gestalt, wo die Bedeutung einzelner Ereignisse und Handlungen im Leben durch ein bestimmtes Handlungsschema oder -motiv festgelegt wird. Die Geschichte macht aus den Erfahrungen und Erinnerungen des Klienten eine sinnvolle kohärente Geschichte, ordnet unser Erleben und gibt uns ein Gefühl von Identität. Menschen sehnen sich danach, ihr eigenes Gefühl persönlicher Bedeutung zu erleben. Sie haben das Bedürfnis, Bedeutung zu schaffen und so ein existentielles Vakuum zu besiegen.

Emotionen transformieren

Die wahrscheinlich wichtigste Art, im Rahmen einer Therapie mit maladaptiven Emotionen umzugehen, besteht nicht in der bloßen Konfrontation mit der maladaptiven Emotion und auch nicht in ihrer Regulierung, sondern in ihrer Veränderung durch andere Emotionen. Das gilt ganz besonders für primäre maladaptive Emotionen wie Furcht, Scham und die Traurigkeit über Verlassenwerden und Einsamkeit, die mithilfe anderer, adaptiver Emotionen verändert werden (Greenberg 2002). Ich meine, dass maladaptive emotionale Zustände sich am besten verändern lassen, wenn sie aufgelöst werden. Diese Auflösung geschieht dadurch, dass andere, angemessenere emotionale Zustände aktiviert werden. Ein wichtiges Ziel in der EFT ist es, bei einer maladaptiven Emotion anzukommen, nicht weil sie nützliche Informationen und Motivationen enthält, sondern weil sie auf diese Weise für Veränderungen zugänglich gemacht wird. Mit der Zeit hilft die Mit-Aktivierung der adaptiveren Emotion, die entweder zusammen mit der maladaptiven Emotion oder als Reaktion auf sie abläuft, die maladaptive Emotion zu transformieren. Dieser Weg zu emotionaler Veränderung mutet paradox an, denn am Anfang muss nicht der Versuch stehen, Emotionen zu verändern, sondern vielmehr die vollständige Annahme einer schmerzhaften Emotion. Emotionen müssen ganz gespürt, ihre Botschaft muss gehört werden, bevor sie offen sind für die Veränderung durch andere Emotionen. Eine wesentliche Prämisse, die die Interventionen in der EFT leitet, besagt: Wenn Sie sich nicht so annehmen, wie Sie sind, können Sie sich nicht verändern. Man kann einen Ort nicht verlassen, bevor man dort angekommen ist. Für Emotionen heißt das, dass man sie fühlen muss, um sie zu heilen. Selbst die Seiten an sich selbst, die man wirklich verändern will, müssen zunächst akzeptiert werden, man muss sie sich sogar zu eigen machen. Der Selbstveränderung geht daher immer die Selbstakzeptanz voraus.

Der Veränderungsprozess von Emotionen durch Emotionen geht über Ideen von Katharsis, Abschließen und Loslassen, Konfrontation, Extinktion oder Habituation insofern hinaus, als das maladaptive Gefühl nicht eliminiert wird. Es wird auch nicht einfach dadurch abgeschwächt, dass der Mensch es spürt. Vielmehr wird ein anderes Gefühl dazu benutzt, es zu verändern oder aufzulösen. Auch wenn sich dysregulierte sekundäre Emotionen wie Furcht und Angst bei Phobien, Zwangsstörungen und Panik oder angstbesetzte Zwangsgedanken durch bloße Konfrontation überwinden lassen, lassen sich primäre maladaptive Emotionen (z. B. die Scham über das Gefühl der Wertlosigkeit, die Angst aus grundlegender Unsicherheit und die Traurigkeit des Verlassenwerdens) in vielen Situationen am besten durch den Kontakt mit anderen Emotionen verändern. Beispielsweise wird eine Veränderung in primären maladaptiven Emotionen wie grundlegender Scham oder Furcht vor Verlassenwerden durch die Mit-Aktivierung einer widersprechenden, adaptiveren Erfahrung wie befähigende Wut und Stolz oder Mitgefühl für das Selbst in denselben Situationen bewirkt. Die neue Emotion löst die alte Reaktion auf, statt sie abzumildern (Fredrickson 2001). Ein Gefühl einfach zu fühlen oder sich ihm entgegenzustellen reicht dabei nicht aus, diese Schritte lassen es nur kleiner werden. Die Rückzugstendenz primärer maladaptiver Scham oder Furcht (z. B.) wird durch die Aktivierung der Annäherungstendenz in Wut oder Trost suchender Traurigkeit so verändert, dass sie in Kontakt bleibt und kein Rückzug stattfindet.

Maladaptive Furcht vor Verlassenwerden oder Vernichtungsangst, die auf vergangene Misshandlungen in der Kindheit zurückzuführen sind, können, wenn sie in einer Therapie in der Gegenwart erst einmal erregt worden sind, in ein Gefühl der Sicherheit umgewandelt werden. Dazu werden befähigendere, Grenzen setzende Emotionen wie adaptive Wut oder Ekel über die Misshandlung aktiviert, die in der Vergangenheit zwar gefühlt, aber nicht zum Ausdruck gebracht wurden. Es ist auch möglich, die bisher nicht zugänglichen sanfteren, beruhigenden Gefühle der Traurigkeit und des Bedürfnisses nach Trost oder des Mitgefühls sich selbst gegenüber an die Oberfläche zu bringen. Ebenso kann maladaptive Wut durch adaptive Traurigkeit aufgelöst werden. Maladaptive Scham, die durch die Verachtung anderer internalisiert wurde, kann dadurch transformiert werden, dass man einen Zugang zu der Wut schafft, die die erlittenen Verletzungen und Beleidigungen ausgelöst haben. Andere Möglichkeiten beinhalten Mitgefühl sich selbst gegenüber oder Zugang zu Stolz und Selbstwertgefühl. Wut darüber, dass man unfair behandelt oder hintergangen wurde, ist ein Mittel gegen Hilflosigkeit und Hoffnungslosigkeit. Der Tendenz, vor Scham im Boden zu versinken oder vor Hilflosigkeit zusammenzubrechen, kann man durch die vorwärtsdrängende Tendenz in neu erschlossener Wut über Verletzungen entgegenwirken. Vermeidungs- und Rückzugsemotionen von einer Gehirnseite werden durch Annäherungsemotionen von einem anderen Teil des Gehirns ersetzt und umgekehrt (Davidson 2000a, b). Wenn die jeweils andere Emotion zugänglich ist, wird der ursprüngliche Zustand verändert oder aufgelöst, und ein neuer Zustand wird geschaffen. Oft braucht es eine Zeit, in der die veränderungswürdige maladaptive Emotion reguliert oder beruhigt wird, bevor eine entgegengesetzte, verändernde Emotion aktiviert wird.

Wie hilft der Therapeut seinem Klienten, Zugang zu neuen Emotionen zu bekommen, um andere Emotionen verändern zu können? Eine Reihe von Möglichkeiten wurden aufgezeigt (Greenberg 2002). Therapeuten können dem Klienten helfen, durch eine Reihe von Maßnahmen neue subdominante Emotionen zu erschließen, die in der Gegenwart vorhanden sind. Zu diesen Maßnahmen gehört es, die Aufmerksamkeit auf Emotionen zu verlagern, die aktuell ausgedrückt werden, sich aber nur „am Rande" des Gewahrseins eines Klienten befinden. Wenn gegenwärtig keine andere Emotion vorhanden ist, wird die Aufmerksamkeit auf das gerichtet, was gebraucht wird. Beide Maßnahmen dienen dazu, eine neue Emotion zu mobilisieren (Greenberg 2002). Die neu erschlossenen alternativen Gefühle stellen Ressourcen der Persönlichkeit dar, die zu einer Veränderung des maladaptiven Zustandes beitragen. Diese neuen Gefühle wurden entweder in der Originalsituation gefühlt, aber nicht zum Ausdruck gebracht, oder sie werden jetzt als eine angemessene Reaktion auf die alte Situation empfunden. Die maladaptive Furcht eines Traumaopfers kann dadurch verändert werden, dass implizite adaptive Wut auf den Verursacher hervorgeholt wird. Eine Kombination aus der Tendenz, vor Angst wegzulaufen, mit der Tendenz wütender Menschen vorwärtszudrängen, kann den Weg für eine neue Position in der Beziehung zum Verursacher frei machen. Dem Verursacher wird die Verantwortung für Missetaten angelastet, während das Opfer erkennt, dass es Anspruch auf Schutz gehabt hätte, und sich nicht mehr schuldig und ausgeliefert fühlt. Es ist auch ganz wichtig, die primäre maladaptive Emotion (in diesem Fall Furcht) zu symbolisieren, zu erkunden und zu differenzieren und sie zugleich durch Atem- und Beruhigungspraktiken zu regulieren, bevor der Zugang zu der neuen, angemesseneren Emotion (in diesem Fall Wut) kultiviert wird.

Neue Emotionen können auch mithilfe von Rollenspielen und bildhaften Vorstellungen evoziert und erschlossen werden. Dazu kann die Erinnerung auf die Zeit gerichtet werden, in der eine Emotion gefühlt wurde, die Sichtweise des Klienten kann verändert oder die Emotion kann für den Klienten ausgedrückt werden (Greenberg 2002). Wenn diese neuen emotionalen Ressourcen erst einmal zugänglich sind, beginnen sie, das psychoaffektive motorische Programm aufzulösen, das den Verarbeitungsmodus des Klienten zuvor bestimmt hat. Neue emotionale Zustände machen es

Menschen möglich, die Richtigkeit der Selbstwahrnehmung und der Wahrnehmung anderer zu überprüfen, die mit maladaptiven Emotionen verbunden sind. Auf diese Weise können sie ihre Wirkung abschwächen. Der Zugang zu adaptiven Bedürfnissen führt automatisch dazu, dass maladaptive Gefühle und Überzeugungen ihre Gültigkeit verlieren.

Nach meiner Überzeugung entsteht eine nachhaltige emotionale Veränderung maladaptiver emotionaler Reaktionen also dadurch, dass eine neue emotionale Reaktion geschaffen wird. Sie entsteht nicht durch Einsicht oder Verstehen, sondern durch die Schaffung neuer Reaktionen auf alte Situationen, die dann ins Gedächtnis aufgenommen werden. EFT arbeitet mit der Prämisse, dass Menschen zunächst an einem Ort ankommen müssen, bevor sie ihn verlassen können. Schemagebundene maladaptive emotionale Erinnerungen an vergangene, in der Kindheit erlittene Verluste und Traumata werden im Rahmen einer Therapiesitzung aktiviert, um sie durch einen „Umbau" des Gedächtnisses zu verändern. Wenn man neues, gegenwärtiges Erleben in aktuell aktivierte Erinnerungen an vergangene Ereignisse einführt, führt dies nachweislich zu einer Umwandlung von Erinnerungen. Neues Material wird in Erinnerungen an die Vergangenheit assimiliert (Nadel/Bohbot 2001). Die alten Erinnerungen sind in der Gegenwart aktiviert worden und werden durch das neue Erleben umstrukturiert, das sich aus mehreren Elementen zusammensetzt: aus dem Kontext einer sicheren Beziehung, der Mit-Aktivierung adaptiverer emotionaler Reaktionen und neuer, „erwachsener" Ressourcen und der Fertigkeit, die alte Situation zu bewältigen. Die Erinnerungen werden neu rekonsolidiert, indem diese neuen Elemente aufgenommen werden. Man kann die Vergangenheit tatsächlich verändern – zumindest die Erinnerungen daran lassen sich verändern!

Korrigierende emotionale Erfahrungen

Neue gelebte Erfahrungen mit einem anderen Menschen (häufig mit dem Therapeuten) sind für ein Angebot interpersoneller korrigierender emotionaler Erfahrungen besonders wichtig. Interpersonelle Beruhigung, das Widerrufen pathogener Überzeugungen oder das Angebot neuer Erfolgserlebnisse können in der Vergangenheit geformte interpersonelle Muster korrigieren. Wenn sich ein Klient in einem therapeutischen Kontext seiner Scham stellt und Akzeptanz statt der erwarteten Verachtung und Abwertung erlebt, hat diese Erfahrung die Kraft, das Gefühl der Scham zu verändern. Zu erleben, wie die eigene Wut von einem Therapeuten akzeptiert und nicht zurückgewiesen wird, führt zu neuen Lebenseinstellungen. Nun kann der Klient Verletzlichkeit oder Wut dem Therapeuten gegenüber zum Ausdruck bringen, ohne dafür bestraft zu werden. Er kann selbstbewusst auftreten, ohne zurechtgewiesen zu werden. Die nicht zu leugnende Realität dieser neuen emotionalen Erfahrung macht es Klienten möglich zu erleben, dass sie nicht länger machtlose Kinder sind, die sich mächtigen Erwachsenen gegenübersehen. In der EFT spielen sich korrigierende emotionale Erfahrungen vorwiegend in der therapeutischen Beziehung ab, wenngleich Klienten auch zu Erfolgserleben in der Welt ermuntert werden.

Das Ziel für Klienten in der EFT ist es, begünstigt durch die positiven Umstände in der Therapie, die Erfahrung von Kontrolle zu machen: Sie erleben Emotionen neu, mit denen sie zuvor nicht umgehen konnten. Der Klient macht auf diese Weise eine korrigierende emotionale Erfahrung, die schädigende Einflüsse früherer Erfahrungen mit anderen Menschen repariert. Korrigierende interpersonelle emotionale Erfahrungen ergeben sich allgemein im Laufe des therapeutischen Prozesses, wenn ein Klient erlebt, wie sich der Therapeut auf seine innere Welt einstimmt und sie validiert. Insgesamt lässt sich festhalten, dass Echtheit und Beständigkeit der Beziehung zwischen Klient und Therapeut für sich genommen schon eine korrigierende emotionale Erfahrung darstellen.

Die Behandlungsphasen

Die Behandlung nach den Grundsätzen der EFT wird in drei Phasen unterteilt. Jede Phase ist wiederum in eine Reihe von Schritten gegliedert, um den Behandlungsverlauf zu skizzieren (Greenberg / Watson 2006). Auf die erste Phase der Verbundenheit und des Gewahrseins folgt die mittlere Phase mit Evozieren und Erkunden. Die Therapie endet mit einer Transformationsphase, in der Alternativen aufgebaut werden. Dies geschieht dadurch, dass neue Emotionen generiert und mithilfe des Nachdenkens über Emotionen neue narrative Bedeutungen geschaffen werden. Zur ersten Phase, Verbundenheit und Gewahrsein, gehören vier Schritte:

1. die Aufmerksamkeit auf die Gefühle des Klienten und seinen gegenwärtigen Selbstsinn lenken, sich darin einfühlen und sie validieren;
2. die Grundlagen für die Arbeit mit Emotionen erläutern; Aufmerksamkeit für internales Erleben fördern und
3. einen Fokus für die gemeinsame Arbeit formulieren.

Die zweite Phase, Evozieren und Erkunden, umfasst ebenfalls vier Schritte:

1. Unterstützung für emotionales Erleben aufbauen;
2. problematische Gefühle auslösen und erregen;
3. Unterbrechungen von Emotionen auflösen und
4. dem Klienten helfen, primäre Emotionen oder grundlegende maladaptive Schemata zu erschließen.

Die Schlussphase, neue Emotionen generieren und neue narrative Bedeutungen schaffen, ist in drei Schritte gegliedert:

1. neue emotionale Reaktionen generieren, um grundlegende maladaptive Schemata zu verändern;
2. Nachdenken fördern, um die Bedeutung von Erlebtem zu verstehen und
3. neue Gefühle validieren und einen aufkommenden Selbstsinn unterstützen.

Die tiefgreifendsten Veränderungen kommen durch die Verlagerung zu primären Emotionen und ihre Verwendung als Ressource zustande. In manchen Fällen ergeben sich Veränderungen einfach, weil der Klient adaptive grundlegende Emotionen wie befähigende Wut erschließt und sich neu organisiert, um Grenzen zu setzen. Oder er erschließt adaptive Traurigkeit, betrauert einen Verlust und organisiert sich so, dass er sich zurückzieht und wieder gesund wird oder sich um Trost und Hilfe bemüht. Kontakt mit dem Bedürfnis und der Handlungstendenz aufzunehmen, die in die Emotion eingebettet sind, sorgt in diesen Situationen für die Motivation und die Richtung für Veränderungen und eröffnet neue Reaktionsmöglichkeiten. Das Ergebnis: Handeln statt Resignation und motivierte Begierde statt Hoffnungslosigkeit.

In vielen Fällen erweist sich eine grundlegende primäre Emotion bei ihrer Erschließung jedoch als ein komplexes maladaptives schemabasiertes emotionales Erleben und nicht als eine nicht ausgedrückte primäre adaptive Emotion wie Traurigkeit oder Wut. Grundlegende Schemata, die maladaptiv sind, führen zu einem Gefühl der Machtlosigkeit, dem Gefühl, nicht sichtbar zu sein, einem tiefen Gefühl von Verletztheit, Scham, Unsicherheit, Wertlosigkeit oder dem Gefühl, ungeliebt oder nicht liebenswert zu sein. Diese Gefühle liegen den sekundären schlechten Gefühlen wie Verzweiflung, Panik, Hoffnungslosigkeit oder allgemeinem Disstress zugrunde. Primäre maladaptive Gefühle der Wertlosigkeit, Schwäche oder Unsicherheit müssen erschlossen werden, um Veränderungen zuzulassen. Nur durch das emotionale Erleben kann emotionaler Disstress geheilt werden. Man kann diese Gefühle der Wertlosigkeit oder Unsicherheit nicht so lassen, bis man bei ihnen angekommen ist. Was heilsam ist, ist zunächst die

Fähigkeit, diese Gefühle der Wertlosigkeit oder Unsicherheit zu symbolisieren und dann alternative adaptive emotionsbasierte Selbstschemata zu erschließen. Die Erzeugung von alternativen Schemata basiert auf dem Zugang von adaptiven Gefühlen und Bedürfnissen, die als Reaktion auf den gegenwärtig erlebten emotionalen Disstress aktiviert werden. Es ist die Reaktion des Menschen auf seinen eigenen symbolisierten Disstress, die adaptiv ist und die erschlossen und als eine Leben spendende Ressource genutzt werden muss.

Grundlegende emotionsverarbeitende Schritte der Transformation

Ein Modell für das Evozieren, Erkunden und Umwandeln von „schlechten Gefühlen" ist vorgestellt und getestet worden. Es stützt sich auf klinische Theorie und Praxis und beinhaltet den Übergang von sekundären Emotionen über primäre maladaptive Emotionen zu primären adaptiven Emotionen (Greenberg / Paivio 1997; Herrmann et al. 2007; A. Pascual-Leone / Greenberg 2007). Die Transformation von Disstress-Gefühlen beginnt damit, dass die Aufmerksamkeit auf die geweckten Gefühle gelenkt wird (z. B. „Ich fühle mich schlecht"). Darauf folgt das Erkunden der kognitiv-affektiven Gefühlssequenz, die die schlechten Gefühle generiert hat (z. B. „Ich fühle mich hoffnungslos", „Was soll ein Versuch schon bringen?"). Dies führt schließlich zu der Aktivierung einiger grundlegender maladaptiver schemabasierter emotionaler Selbstorganisationen, die auf Furcht oder Scham basieren (z. B. „Ich bin wertlos", „Ich kann allein nicht überleben"). An diesem Punkt im Transformationsprozess erfolgt der Zugang zu neuem adaptiven Erleben.

Wenn Klienten in einem Zustand allgemeinen Disstresses beginnen, ihre Gedanken und Gefühle ausführlich zu schildern und zu differenzieren, bewegen sie sich in der Folge in eine von zwei Richtungen. Die erste Richtung führt zu einer grundlegenden maladaptiven Selbstorganisation, die auf maladaptiven emotionalen Schemata wie Furcht oder Scham oder auf der Traurigkeit basiert, die mit der Einsamkeit des Verlassenwerdens einhergeht. Die zweite Richtung führt zu einer Form von sekundärem Ausdruck, oftmals Hoffnungslosigkeit oder eine Art von ablehnender Wut (A. Pascual-Leone / Greenberg 2007). Der Weg zur Auflösung führt unweigerlich zum Ausdruck adaptiver Trauer oder Schmerz und zu befähigender Wut oder Selbstberuhigung, und sie machen ein Gefühl der Selbstakzeptanz und Wirksamkeit möglich. Findigere Klienten gehen häufig von sekundären Emotionen direkt zu konstruktiver Wut oder gesunder Traurigkeit, doch viele der tiefer verletzten Klienten müssen ihre grundlegende maladaptive bindungsbezogene Furcht oder Traurigkeit oder ihre identitätsbezogene Scham durcharbeiten (Greenberg 2002; Greenberg/Paivio 1997; Greenberg/Watson 2006).

Die Auflösung anfänglicher Disstress-Zustände geschieht meist dadurch, dass Klienten zu Gefühlszuständen maladaptiver Furcht, des Verlassenwerdens, der Traurigkeit oder Scham übergehen. In diesem Zustand erleben sie sich selbst als unzureichend, leer, einsam oder unfähig. Eine Veränderung tritt ein, wenn diese maladaptiven Zustände in adaptive Bedürfnisse differenziert werden. Sie dienen dazu, die grundlegenden negativen Selbstbewertungen zu widerlegen, die in ihre grundlegenden maladaptiven Schemata eingebettet sind. Bei diesem Prozess werden im Wesentlichen grundlegende adaptive Bindungs- und Identitätsbedürfnisse (d.h. das Bedürfnis, eingebunden und validiert zu werden) mobilisiert und validiert, die in maladaptive Gefühle der Furcht, Scham oder Traurigkeit eingebettet sind. Ihre Funktion besteht dann darin, angemessenere Emotionen zu erschließen und negative Selbstbotschaften zu widerlegen, die besagen, man sei es nicht wert, geliebt, respektiert und eingebunden zu werden. Der Widerspruch, der diesen beiden Erfahrungen innewohnt („Ich bin minderwertig, ich bin nicht liebenswert" und „Ich verdiene es, geliebt oder respektiert zu werden") und der als Reaktion auf ein und dieselbe auslösende Situation durch adaptive Wut oder Traurigkeit verstärkt wird, überwindet den maladaptiven Zustand. Dies geschieht durch den Zugang zu neuen Selbsterfahrungen und die Schaffung neuer Bedeutungen, was wiederum dazu führt, dass sich eine neue, positivere Selbstbewertung herausbildet.

Im Kontext einer validierenden therapeutischen Beziehung geht der Klient dann weiter zu Trauer, erkennt den erlittenen Verlust oder die erlittene Verletzung an (indem er erkennt, dass „ich nicht das habe, was ich brauche, und das vermisse, was mir zusteht") und setzt befähigende Wut oder Selbstberuhigung durch. Je nachdem, ob es bei dem neu eingestandenen Bedürfnis um Grenzziehungen oder Trost geht, richten Klienten ihren adaptiven emotionalen Ausdruck nach außen, um Grenzen zu schützen (bei Wut), oder nach innen auf das Selbst (als Mitgefühl oder Fürsorge). Dies verwandelt sich dann oft in Trauer über das Verlorene. Dieser Zustand der Trauer zeichnet sich entweder durch Traurigkeit über einen Verlust aus oder durch das Erkennen des eigenen Schmerzes oder der Verletztheit (oder beides). Er wird jedoch nicht von Vorwürfen, Selbstmitleid oder Resignation begleitet, die kennzeichnend für die anfänglichen allgemeinen Disstress-Zustände waren. Für die Auflösung verbinden sich das Gefühl des Verlustes und das Gefühl von Möglichkeiten zu der neu entdeckten Fähigkeit der Selbstbehauptung und Selbstberuhigung.

Der Weg von sekundären Emotionen über primäre maladaptive Emotionen zu primären adaptiven Emotionen, der hier beschrieben wird, stellt den zentralen Veränderungsprozess in der EFT dar. Im Verlauf des gesamten Transformationsprozesses bedarf es eines mittleren bis hohen emotionalen Erregungsgrades. Die Erregung muss so stark sein, dass sie gespürt und als Informationsquelle genutzt werden kann. Sie darf allerdings nicht so stark sein, dass sie dysregulierend oder desorientierend wirkt.

Marker und Aufgaben

Ein charakteristisches Merkmal des EFT-Ansatzes ist die Tatsache, dass die Intervention markergeleitet ist. Untersuchungen haben gezeigt, dass Klienten in spezifische problematische emotionale Verarbeitungszustände eintreten, die sich mithilfe von Aussagen und Verhaltensweisen in den therapeutischen Sitzungen identifizieren lassen. Diese Aussagen und Verhaltensweisen kennzeichnen zugrunde liegende affektive Probleme und bieten Möglichkeiten für bestimmte Arten von effektiver Intervention (Greenberg et al. 1993b; Rice / Greenberg 1984). Marker der Klienten deuten nicht nur auf den Zustand des Klienten und die einzusetzende Art der Intervention hin, sondern auch auf die gegenwärtige Bereitschaft des Klienten, an diesem Problem zu arbeiten. Emotionsfokussiert vorgehende Therapeuten sind darin geschult, Marker für unterschiedliche Arten von Problemen bei der emotionalen Verarbeitung zu erkennen und ihre Intervention so auszurichten, dass sie zu diesen Problemen passen.

Jede der Aufgaben ist sowohl intensiv als auch extensiv genau untersucht worden (s. Kap. 5 im vorliegenden Buch). Dabei sind die Schlüsselkomponenten eines Wegs zur Auflösung und die besondere Form, die diese Auflösung annimmt, spezifiziert worden. Modelle des tatsächlichen Veränderungsprozesses fungieren als Landkarten, um die Interventionen des Therapeuten zu leiten. Die folgenden Hauptmarker und die dazugehörigen Interventionen sind identifiziert worden (Greenberg et al. 1993b):

- Problematische Reaktionen, erkennbar an einem Gefühl der Verwirrung angesichts emotionaler oder verhaltensbezogener Reaktionen auf bestimmte Situationen.

  Zum Beispiel beschreibt ein Klient: „Auf dem Weg zur Therapiesitzung habe ich einen kleinen Hund gesehen, mit langen Schlappohren, und plötzlich fühlte ich mich so traurig und weiß gar nicht, warum.“

Problematische Reaktionen bieten Möglichkeiten für einen Prozess systematischer evozierender Erschließung. Zu dieser Form der Intervention gehört das lebendige Wiederholen der Szene mit dem Ziel, die Situation und die Reaktion darauf erneut zu durchleben. Ein weiteres Ziel ist es, die Verbindungen zwischen Situation, Gedanken und emotionalen Reaktionen herauszuarbeiten, um schließlich bei der impliziten Bedeutung der Situation anzukommen, die die Reaktion verständlich macht. Zur Auflösung gehört ein neuer Blick auf die Selbstfunktion.

- Ein unklarer Felt Sense, bei dem der Klient sich auf der Oberfläche seines Erlebens befindet oder verwirrt ist und keinen klaren Sinn aus seinem Erleben herauslesen kann.

  Zum Beispiel: „Ich habe nur dieses Gefühl, aber ich weiß nicht, was es ist."

Bei einem unklaren Felt Sense sind Methoden des Focusing angezeigt (Gendlin 1996). Dabei leitet der Therapeut den Klienten dahin, die verkörperten Aspekte seines Erlebens mit Aufmerksamkeit, Neugier und Bereitschaft anzugehen, um sie zu erleben und Worte für den körperlich empfundenen Felt Sense zu finden. Zur Auflösung gehören körperlich empfundene Entspannung und die Schaffung neuer Bedeutung.

- Konfliktspaltungen, bei denen ein Aspekt des Selbst sich im Widerstreit mit einem anderen Aspekt befindet. Dabei ist ein Teil oftmals kritisch oder zwingend.

  Ein Beispiel: Eine Frau, die meint, in den Augen ihrer Schwestern eine Versagerin zu sein, wird schnell hoffnungslos und resigniert, aber auch wütend angesichts dieser andauernden Kritik. Sie sagt: „Ich fühle mich ihnen unterlegen, es ist so, als hätte ich versagt und als sei ich nicht so gut wie sie."

Selbstkritische Spaltungen wie diese eröffnen die Möglichkeit der Zwei-Stuhl-Arbeit. Bei dieser Methode treten zwei Teile des Selbst in aktiven Kontakt miteinander. Gedanken, Gefühle und Bedürfnisse in jedem Teil des Selbst werden erkundet und in einem echten Dialog mitgeteilt, um die kritische Stimme abzumildern. Zur Auflösung gehört die Integration beider Seiten.

- Selbstunterbrechende Spaltungen, die entstehen, wenn ein Teil des Selbst emotionales Erleben und emotionalen Ausdruck unterbricht oder einengt.

Zum Beispiel: „Ich kann spüren, wie mir die Tränen kommen, aber ich mache einfach dicht und zieh sie wieder nach innen, auf keinen Fall fange ich an zu weinen."

In einer Zwei-Stuhl-Inszenierung wird der unterbrechende Teil des Selbst herausgearbeitet. Die Klienten werden sich darüber im Klaren, wie sie sich selbst unterbrechen. Unter Anleitung inszenieren sie die Art und Weise, wie sie diese Unterbrechungen vornehmen: entweder physisch (Impuls unterdrücken oder Stimme zurückdrängen), metaphorisch (einsperren) oder verbal („halt die Klappe, fühl nichts, sei ruhig, du kannst das nicht überleben"). So erleben sie sich selbst als diejenigen, die den Prozess des Zurückdrängens in Gang setzen. Dann können sie auf den unterbrechenden Teil des Selbst reagieren und ihn in Frage stellen. Zur Auflösung gehört der Ausdruck des bisher blockierten Erlebens.

- Ein Marker für unerledigte Themen, zu dem ein anhaltendes, unaufgelöstes Gefühl einer bedeutsamen Person gegenüber gehört.

Ein Beispiel dafür ist die folgende Aussage eines Klienten, der in der ersten Therapiesitzung mit großem Nachdruck meinte: „Mein Vater, der war einfach nie für mich da. Ich habe ihm nie vergeben."

Bei unerledigten Themen einer bedeutsamen Person gegenüber empfiehlt sich die Methode des leeren Stuhls. Bei dem Dialog mit dem leeren Stuhl aktivieren Klienten ihre innere Sicht der bedeutsamen Person, erleben und erkunden ihre Reaktionen auf den anderen und verstehen ihre Bedeutung. Dadurch gelingt der Zugang zu unbefriedigten Bedürfnissen, und die Sichtweise auf den anderen und das Selbst ändert sich. Zur Auflösung gehört es, den anderen zur Verantwortung zu ziehen, den anderen zu verstehen oder ihm zu verzeihen.

- Vulnerabilität, ein Zustand, in dem sich das Selbst schwach, tief beschämt oder unsicher fühlt.

Zum Beispiel: „Ich habe einfach das Gefühl, dass ich nichts mehr habe. Ich bin erledigt. Ich kann mir nicht zumuten weiterzumachen."

Vulnerabilität braucht bestätigende empathische Validation. Wenn jemand sich angesichts eines Aspekts seines Erlebens zutiefst beschämt oder unsicher fühlt, braucht er vor allen Dingen empathische Einstimmung durch den Therapeuten. Dieser muss nicht nur den Inhalt dessen erfassen, was der Klient fühlt, sondern auch auf die Vitalitätsaffekte des Klienten achten und Tempo, Rhythmus und Ton des Erlebens spiegeln. Außerdem muss der Therapeut das Erleben validieren und normalisieren. Diese Spiegelung der Selbsterfahrung führt zu einer Stärkung des Selbstsinns.

Diese ursprünglichen sechs Marker und Aufgaben wurden um eine Reihe zusätzlicher Marker und Interventionen ergänzt. Dazu gehören Trauma und erneutes Erzählen der Narrative, Beziehungsbruch und -„reparatur", Selbstverachtung und Mitgefühl für sich selbst, emotionales Leiden und Selbstberuhigung und Verwirrung und Raum schaffen (s. Elliott et al. 2004b; Greenberg 2002; Greenberg/Watson 2006). Darüber hinaus wurden neue narrative Marker und Interventionen beschrieben, die die Arbeit mit Emotionen und Narrativen kombinieren (Angus/Greenberg 2011). Zu diesen mehr oder minder selbsterklärenden Markern gehören der Marker für dieselbe alte Geschichte, eine sich wiederholende Schilderung von Schwierigkeiten, in denen der Klient feststeckt. In diesem Fall besteht die beste Art der Intervention darin, das Wiedererleben bestimmter Ereigniserinnerungen zu fördern. Weitere Marker sind der Marker für die nicht erzählte Geschichte, bei dem die aufkommende Geschichte durch empathische Erkundung erschlossen wird; der Marker für eine leere Geschichte, die ohne jede Emotion erzählt wird und die man am besten mithilfe empathischer Vermutungen über die impliziten Gefühle beleben lässt; und der Marker für eine zerbrochene Geschichte, in der unvorhergesehene Ergebnisse die eigene Sicherheit in Frage stellen und auf die man am besten mit der Förderung von Kohärenz reagiert.

Fallbeschreibung

Die EFT hat einen kontextsensitiven, Prozess-erlebensorientierten Ansatz zur Fallbeschreibung formuliert, der vor allem bei kürzerer Therapiedauer hilft, einen Fokus zu entwickeln (Greenberg/Goldman 2007). Fallbeschreibungen stützen sich auf Prozessdiagnosen, die Entwicklung eines Fokus, die Identifizierung von Markern und die thematische Entwicklung, sie stützen sich nicht auf eine Personen- oder Syndromdiagnose. Bei einem EFT-Ansatz hat der Prozess Vorrang vor dem Inhalt, und die Prozessdiagnose hat Vorrang vor der Personendiagnose. Bei einem prozessorientierten Ansatz ist die Fallbeschreibung ein kontinuierlicher Prozess, ebenso aufmerksam dem Moment und dem Kontext der Therapiesitzung zugewandt wie dem Verständnis der Person als Fall. Das Hauptanliegen des Therapeuten besteht darin, dem Prozess des Klienten zu folgen und grundlegenden Schmerz und Marker für augenblickliche emotionale Anliegen zu identifizieren. Es geht nicht darum, sich ein Bild von der Persönlichkeit des Klienten, der Dynamik seines Charakters oder einem grundlegenden Beziehungsmuster zu machen.

Eine Fallbestimmung hilft, einen Fokus zu entwickeln und die therapeutischen Aufgaben an die Ziele des Klienten anzupassen. Sie trägt auf diese Weise dazu bei, ein produktives Arbeitsbündnis aufzubauen. Wenn er einen Fokus formuliert, folgt der Therapeut einem Schmerzkompass, der als emotionaler Peilsender für schmerzhafte Erfahrungen des Klienten dient (Greenberg/Watson 2006). Er richtet seine Aufmerksamkeit auf unterschiedliche sich herausbildende Marker. Die Intervention wird stärker durch den Schmerz des Klienten und die Marker geleitet als durch eine Diagnose oder eine explizite Fallbeschreibung. Ein weiterer zentraler Aspekt der Fallbeschreibung ist die Unterscheidung zwischen primären, sekundären und instrumentellen emotionalen Reaktionen (Greenberg/Safran 1987).

Es ist das im Moment wahrgenommene Erleben des Klienten, das darauf hinweist, wo die Schwierigkeit liegt, und aufzeigt, ob Problemdeterminanten im Augenblick für Interventionen zugänglich und empfänglich sind. Ein Fokus für die gemeinsame Arbeit und ein kohärentes Thema ergeben sich aus einem Fokus auf das gegenwärtige Erleben und die Erkundung einzelner Erlebenssituationen und -ereignisse und nicht so sehr aus der Suche nach Mustern, die Erfahrungen und Verhaltensweisen über Situationsgrenzen hinweg gemeinsam sind. Das Identifizieren und Artikulieren der problematischen kognitiv-affektiven Prozesse, die symptomatischem Erleben zugrunde liegen und zu seiner Entstehung beitragen, ist eine gemeinsame Anstrengung von Therapeut und Klient. Es schließt immer auch das Identifizieren des chronischen andauernden Schmerzes des Klienten mit ein. Die folgenden Schritte wurden mit der Absicht formuliert, klinischen Therapeuten beim Erstellen von Fallbeschreibungen zu helfen (Greenberg/Goldman 2007):

1. Identifizieren Sie den Konsultationsgrund.
2. Hören Sie sich das Narrativ des Klienten über das Problem an und erkunden Sie es.
3. Beobachten Sie den emotionsbezogenen Verarbeitungsstil des Klienten aufmerksam.
4. Sammeln Sie Informationen über die Bindungs- und Identitätsgeschichte und über die gegenwärtigen Beziehungen und Anliegen des Klienten.
5. Identifizieren Sie die schmerzhaften Aspekte der Erfahrungen des Klienten und reagieren Sie darauf.

6. Identifizieren Sie Marker, wenn sie aufkommen. Schlagen Sie dem Problemzustand angemessene Aufgaben vor.
7. Fokussieren Sie sich herausbildende thematische intrapersonelle und interpersonelle Prozesse und Narrative.
8. Verfolgen Sie jeden Moment des Verarbeitungsprozesses des Klienten, um Interventionen innerhalb der Aufgaben gezielt einsetzen zu können.

Fallbeispiel: Wut löst Hoffnungslosigkeit auf

Im Erstgespräch berichtete die Klientin, eine 39-jährige Weiße polnischen Ursprungs, unter Tränen, dass sie sich niedergeschlagen und deprimiert fühlt. Sie gibt an, wahrscheinlich die meiste Zeit ihres Lebens deprimiert gewesen zu sein, dass das vergangene Jahr aber besonders schlimm gewesen sei, dass sie nicht gearbeitet und sich angewöhnt habe, kaum aus dem Haus oder ans Telefon oder an die Tür zu gehen, wenn es klingelt. Ihre Beziehungen zu ihrer Ursprungsfamilie sind schwierig und oftmals schmerzhaft. Ihre Mutter war wegen Ladendiebstahls verurteilt worden, und sie und ihr Bruder und ihre Schwestern haben keinen Kontakt mehr zur Mutter. Ihr Vater ist Überlebender eines Konzentrationslagers. Er war immer emotional distanziert von der Familie und wurde oft als kritisch und ablehnend empfunden. Durch ihre Kindheit zieht sich eine Geschichte körperlicher Strafen. Die Familiensituation war so schwierig, dass alle Kinder die Familie so bald wie möglich verließen. Sie betrachtet ihre Schwestern als den wichtigsten Teil ihrer Familie, sie hat sie oft eher in der elterlichen Rolle gesehen und von ihnen mehr Zuneigung und Unterstützung erfahren als von den Eltern.

In den ersten Sitzungen hört der Therapeut zu und setzt empathisches Verstehen, empathische Explorationen und Vermutungen als Reaktionen ein, um der Klientin zu signalisieren, dass er sie versteht. Die Klientin beginnt die Therapie mit einer Erläuterung des Konsultationsgrundes.

Klientin: Ich fühle mich, glaube ich, schon die meiste Zeit meines Lebens deprimiert, aber das war jetzt ein besonders schlimmes Jahr. Ich habe ein paar Leute verloren, die mir nahestanden und die mir persönlich geholfen haben, und ich hatte einfach das Gefühl, obwohl ich früher auch schon Krisen mit Depressionen hatte, schien ich immer wieder auf die Füße zu kommen, verstehen Sie, und dieses Jahr habe ich es richtig schwer und …

Sie berichtet, dass ihr Mann, mit dem sie seit neun Jahren verheiratet ist, auch an Angststörungen leidet und früher im Jahr stationär behandelt wurde. Ihre Schwestern sagten ihr, sie solle sich scheiden lassen. Aber sie steht zu ihrem Mann und hilft ihm, diese schwierige Zeit durchzustehen. Dadurch fühlt sie sich von ihrer Familie entfremdet.

In der ersten Sitzung schildert sie ihre Sicht ihrer Depression.

Klientin: Der größte Teil meiner Depression dreht sich, glaube ich, um die Dynamik in meiner Familie. Ich fühle mich meiner Familie nicht nahe, also, noch nicht mal meinem Bruder und meinen Schwestern. Sie haben alle jung geheiratet, sie haben alle Kinder und ihre Kinder haben Kinder. Ich bin irgendwie die Nomadin in der Familie. Ich habe erst mit 36 geheiratet. Ich bin mal hierhin, mal dorthin gegangen und kam dann zurück, hab alle möglichen Wege eingeschlagen – wissen Sie, das ist einfach nicht dasselbe – eine andere Art von Leben, als sie es hatten.
Therapeut: Sie fühlten sich draußen. [empathisches Verstehen]
Klientin: Ja, sie haben mich ausgegrenzt.
Therapeut: Also, es ist nicht nur das Gefühl, draußen zu sein, sondern auch, von ihnen kritisiert zu werden. [empathisches Erkunden]
Klientin: Ja, ja, meine ältere Schwester hat das nicht gemacht, aber ich hatte das Gefühl, meine nächste Schwester hat es gemacht. Mein Bruder und ich standen uns immer sehr nahe, und dann stehen wir uns nicht mehr nahe, und ich verstehe das nicht. Ich weiß nicht, vielleicht war er es leid, mit jemandem zu tun zu haben, der deprimiert ist, verstehen Sie?
Therapeut: Und Sie sagen, dass es schwierig für Sie war, dass sie irgendwie missbilligend waren. Sie sagten, ja, du solltest heiraten, du solltest … [empathisches Refokussieren]
Klientin: Solide werden.
Therapeut: Und Sie fühlten sich irgendwie zu Unrecht kritisiert. Und dann fühlen Sie sich sehr schlecht … [empathische Vermutung]
Klientin: Deprimiert. Manchmal fühle ich mich deprimiert, ich weiß nicht warum.

Aus der Exploration der ersten Sitzung bekommt der Therapeut den Eindruck, dass sie sich in ihrer Kindheit und bis ins Erwachsenenleben hinein oft als allein und ohne Unterstützung erlebt hat. Sie hatte die kritischen Stimmen ihrer Eltern internalisiert und schätzte sich selbst oft als Versagerin ein. Im Kontext einer Kindheit mit körperlichem und emotionalem Missbrauch fühlte sie sich oft emotional ungeschützt und verlassen. Was die Art ihrer emotionalen Verarbeitung anging, so stellte der Therapeut fest, dass sie in der Lage war, ihr internales Erleben zu fokussieren, vor allem als Reaktion auf die empathische Resonanz des Therapeuten. Wie sie berichtet, neigte sie dazu, ihre schmerzhaften und schwierigen Emotionen zu vermeiden. Es schien, als gäbe es ein erkennbares emotionales Muster. Danach ging sie immer, wenn sie ihre primären Emotionen von Traurigkeit oder Wut zu spüren begann und ihre unerfüllten Bedürfnisse nach Nähe und Akzeptanz erlebte, in Zustände sekundärer Hilflosigkeit und Hoffnungslosigkeit über. Beim ersten Auftreten dieses Musters zu einem frühen Zeitpunkt in der ersten Sitzung beschreibt sie gerade, dass sie mit ihrer Familie nicht mehr zurechtkommt:

Klientin: Meine Schwester rief an und hinterließ eine Nachricht. Sie sagte: „Ich möchte dich zu deinem Geburtstag ausführen." Und aus irgendeinem Grund hat mich das völlig aus der Fassung gebracht, den ganzen Tag gestern, und ich weinte, ich war innerlich ganz aufgelöst, und ich dachte, ich gehe nicht mit dir essen, weil ich etwas sagen könnte, und dann kritisierst du mich. Sie ist sehr kritisch. Sie hat ein ideales Leben, denke ich, und sie sieht auf mein Leben, und sie ist diejenige, die angerufen hat und mir geraten hat, einen Anwalt zu nehmen, und dann habe ich monatelang nichts mehr von ihr gehört, als (der Ehemann) aus dem Krankenhaus kam. Und sie fragt sich, warum ich nicht vorbeikomme. Was meinen Sie, wie wir uns fühlen? Sie haben mir gesagt, ich soll gehen, ihn verlassen, weil er psychisch krank ist. Und dann soll man da hingehen und sich fühlen, als sei alles in Ordnung?
Therapeut: Also ist es eigentlich so, dass Sie sich ihnen gegenüber ziemlich verbittert fühlen. [empathisches Erkunden]
Klientin: Ich bin sehr verbittert.
Therapeut: Es ist schwierig, sich gewissermaßen ein fröhliches Gesicht aufzusetzen und zu einem Geburtstagsessen zu gehen oder so. Es ist vorgespielt. Aber es endet auch damit, dass Sie weinen und … [empathisches Erkunden]
Klientin: Es deprimiert mich, ja.
Therapeut: Weil Sie irgendwie auch sauer auf sie sind, wegen der Art, wie sie Sie behandelt hat. [empathisches Vermuten]
Klientin: Ja, bin ich.
Therapeut: Und es wird auch zu einer Art Verletztheit, dass sie Sie kritisiert oder so … [empathisches Vermuten]
Klientin: Ich habe das Gefühl, dass ich zu empfindlich bin. Ich meine, früher, wenn ich wütend war, habe ich ihr schon mal gesagt, sie könnte mich – aber jetzt bin ich an einem Punkt, wo ich mich nicht streiten will. Es ist hoffnungslos. Eigentlich will ich nur, dass sie mich in Ruhe lassen. So fühle ich mich. Und ich weiß, dass das nicht gut ist. Weihnachten steht vor der Tür, und mir graut davor.

Als sie in der ersten Sitzung über ihre Eltern spricht:

Klientin: Sie (Mutter) macht Sachen mitten in der Nacht, ruft an, ruft einen an und beschimpft einen, und als ich geheiratet hatte, glaube ich, da habe ich einfach beschlossen, dass ich genug hatte. Ich kann das nicht mehr ertragen, also habe ich eben die Verbindung zu ihr abgebrochen. Und mein Vater ist einfach, er ist einfach nicht da. Also, ich – ich arbeite seit einem Jahr nicht mehr, mein Mann hatte einen Nervenzusammenbruch, und dann ist auch noch meine beste Freundin gestorben. Er hat nicht einmal angerufen, um sich mal zu melden. Nicht nur dieses Jahr, all die Jahre. Einfach nicht, er, einfach – nicht, er ist – einfach – nicht – da.

Der Therapeut hört, wie ihre Stimme eine fokussierte Qualität annimmt (Rice / Kerr 1986), wenn sie darüber spricht, dass ihr Vater „einfach nicht da" ist. Das impliziert eine Art von suchender Haltung mit nach innen gerollten Augäpfeln, die sie ihrem Erleben gegenüber einnimmt. Der Therapeut führt sie intern, indem er selektiv die Einsamkeit spiegelt, die ihr augenblicklicher Zustand impliziert.

Therapeut: Sie fühlen sich so allein. Niemand ist wirklich da. [empathisches Vermuten]

Als Reaktion darauf geht sie zunächst zurück zu einer externen, belehrenderen Stimme, sagt, sie habe viele Freunde. Der Therapeut spiegelt, dass er versteht, dass sie viele Freunde hat, führt sie jedoch empathisch zurück auf ihr Gefühl, allein und verlassen zu sein. Die Klientin beginnt zu weinen. Die Erkundung wendet sich nun nach innen, beschäftigt sich mit ihren Gefühlen der Einsamkeit, Schwäche und Verletztheit, und sie geht zu Hoffnungslosigkeit über. Der Therapeut identifiziert dies als einen potentiellen Schwerpunkt der Therapie und merkt es sich für später. Gleichzeitig formuliert er erste Grundlagen für die Arbeit an Emotionen.

Klientin: Oh, ich denke, ich sollte andere Sachen machen, statt hier herumzusitzen und mir leidzutun.
Therapeut: Sie sagen gerade, dass Sie es gar nicht mögen, wenn Sie sich schwach fühlen. [empathisches Erkunden]
Klientin: Oh, ja, Zeitverschwendung.
Therapeut: Aber irgendwie ist Ihre Emotion eine wichtige Botschaft, die Sie sich selbst zukommen lassen. [Grundlage der Arbeit]
Klientin: Na ja, das mach ich schon mein ganzes Leben lang.
Therapeut: Ja, also hier wollen Sie … irgendwie, was ist das, was fühlen Sie, wenn Sie anfangen zu weinen? Fühlen Sie sich so allein? Ist es das, was … [empathisches Erkunden]

Klientin: Ja, das ist es wahrscheinlich. Ich – ich fühl mich einfach müde.
Therapeut: Zu müde, um sich abzumühen. [empathisches Bestätigen]
Klientin: Ja, ich hab es einfach satt, darüber nachzudenken. Wissen Sie, manchmal bin ich in Gedanken, als wie, oh Gott, als wenn ich einen Schalter umlegen könnte. Oft möchte ich schlafen, weil ich dann nicht denke.
Therapeut: Ja, ja, aber irgendwie, denken Sie trotzdem, und es geht immer rund und rund.
Klientin: Die ganze Zeit.
Therapeut: Es ist irgendwie so, als gäbe es da immer ungelöste Gefühle, und dann kommen sie immer wieder. So, als wäre da eine Menge emotionales Gepäck, das Sie mit sich herumtragen. Wir haben über eine ziemlich schmerzhafte Vergangenheit mit Ihrer Familie gesprochen, und es ist, als ob sie sich immer weiter dreht, stimmt's? Ich denke, etwas von dem, was wir tun, ist zu versuchen, damit zu arbeiten und es vielleicht zu erledigen und es dann wegzupacken. [Grundlage der Arbeit]

Hier erläutert der Therapeut den Grundgedanken des Ansatzes, dass Emotionen Informationen beinhalten und zu Gedanken führen. Während er der Klientin zuhört, beginnt er außerdem, dem Schmerzkompass zu folgen, und hilft ihr, ihren chronischen, andauernden Schmerz zu artikulieren. Wenn sie über ihr Bedürfnis spricht, von ihrer Familie unterstützt und akzeptiert zu werden, drückt sie intensive Emotionen aus und fühlt sich sofort von dem Gedanken überwältigt, dass das niemals passieren wird und dass sie solche Unterstützung letztendlich nicht verdient:

Klientin: Ich erzähle mir immer und immer wieder eine Geschichte, bis ich sie glaube. Ich sage mir, dass es so ist und nicht repariert werden kann. Oder dass es mir egal ist. Ich will gar nicht, dass es repariert wird ... Dass ich nicht geliebt werde, dass ich nicht so gut bin wie sie, wissen Sie, mein Leben ist chaotisch und ihres (der Geschwister) scheint so, verstehen Sie, ihr Leben scheint so viel einfacher zu sein.

Das ungeheure Ausmaß ihres Alleinseins und ihres Gefühls der Wertlosigkeit wurde von einem Gefühl der Hoffnungslosigkeit verstärkt. Sie hatte nicht nur das Gefühl, nicht geliebt zu werden und eine Versagerin zu sein, sondern hatte zudem das Gefühl, dass sie nichts daran machen könne, dass es sich nie ändern würde.

Während der Therapeut der Klientin zuhört, ist er auf mögliche Marker eingestimmt, die ihm zeigen, wo er mit Aufgaben ansetzen könnte. In der allerersten Sitzung hört der Therapeut zwei Marker. Einer hat mit unerledigten Themen zu tun (das Gefühl, von der Familie schlecht behandelt zu werden). Der zweite deutet auf eine selbstkritische Spaltung hin (zwischen einem Teil ihrer selbst, der sie als Versagerin bezeichnet, die keinen Anspruch darauf hat, geliebt zu werden, und einem anderen Teil, der geliebt und akzeptiert werden möchte). Da sich dies zu einem frühen Zeitpunkt der Therapie zeigt, werden diese Marker einfach festgehalten.

Klientin: Ich denke nicht, dass ich schlecht bin. Ich glaube, ich bin ein schlechter Mensch, aber ganz tief drinnen denke ich nicht, dass ich ein schlechter Mensch bin. Ich verdiene das alles nicht. Ich habe niemanden vergewaltigt oder ermordet und habe keine Bank ausgeraubt und andere verrückte Sachen gemacht, sie (Familie) haben keinen Grund, mich so zu behandeln.
Therapeut: Also, in gewisser Hinsicht ist es fast so, als würden Sie um etwas trauern, was Sie nie von ihnen gehabt haben, weil Sie anfangen zu sagen: „Ich verdiene was Besseres, ich bin kein schlechter Mensch, und ich bin wirklich traurig über das, was ich nie bekommen habe. Und ich verdiene mehr." [spiegelt unerledigtes Thema]
Klientin: Ja, ich denke schon, ja.
Therapeut: Aber bei der Traurigkeit geht's um all das, was Sie nie bekommen haben. Bei der Wut (Klientin stimmt zu). Aber ein Teil sagt, ich verdiene mehr, und wie stark ist das?

In der dritten Sitzung taucht erneut ein Marker für Selbstkritik auf, als die Klientin über die Möglichkeit spricht, wieder zur Schule zu gehen. Sie wird schnell hoffnungslos angesichts weiterer möglicher Misserfolge in den Augen ihrer Schwestern. An diesem Punkt leitet der Therapeut einen Zwei-Stuhl-Dialog ein, indem er die Schwestern auf den anderen Stuhl setzt. Obwohl dies ein Dialog mit anderen Menschen ist und nicht mit einem Teil des Selbst, wird er als eine projizierte Selbstkritik gewertet. Ihre sehr große Empfindlichkeit der Kritik ihren Schwestern gegenüber legt nämlich nahe, dass ihre internalisierte Kritik auf die Schwestern projiziert oder ihnen zugeschrieben wird. Die kritischen Bemerkungen der Schwestern richten so großen Schaden an, weil sie die internale Kritik der Klientin aktivieren. Ihr Selbst reagiert auf die Kritik, indem es in sekundärer Hoffnungslosigkeit versinkt.

Klientin: Ja, nicht unterstützt, ich fühle mich ihnen unterlegen, ich habe das Gefühl, dass ich kein Selbstwertgefühl übrig habe, und es ist irgendwie, als würde ich es gar nicht mehr mit ihnen versuchen wollen. Als würde ich sagen: Okay, ihr gewinnt, ich bin nicht so gut wie ihr, ihr gewinnt, und das ist es. Prima. Also, lasst mich in Ruhe.

In der vierten Sitzung schildert sie die Beziehung zu ihrem Vater. Sie beschreibt, dass sie von ihm keine Zustimmung bekommen habe. Der Therapeut reagiert mit einem Dialog mit dem leeren Stuhl, damit sie an ihren unerledigten Themen mit ihrem Vater arbeiten kann.

Klientin: Ich glaube, dass ich ein schlechter Mensch bin, aber tief im Innern glaube ich nicht, dass ich ein schlechter Mensch bin ... ja, ich trauere um das, was ich wahrscheinlich nicht hatte, und von dem ich weiß, dass ich es nie haben werde.
Therapeut: Können Sie sich vorstellen, wie er da sitzt (zeigt auf den Stuhl) und Sie ihm sagen, dass er Ihnen das Gefühl gibt, ein schlechter Mensch zu sein? [Dialog mit leerem Stuhl aufbauen]
Klientin: Du hast meine Gefühle zerstört. Du hast mein Leben zerstört. Nicht du allein, aber du hast nichts getan, um mich zu nähren und mir im Leben zu helfen. Du hast überhaupt nichts getan. Du hast mich bis zu einem bestimmten Punkt mit Essen und Kleidung versorgt. Und das war's dann.
Therapeut: Sagen Sie ihm, wie es war, als ein Teufel bezeichnet zu werden und in die Kirche gehen zu müssen. [Prozess lenken]
Klientin: Es war schrecklich. Du hast mir das Gefühl gegeben, dass ich immer schlecht bin, glaube ich, als ich ein Kind war. Jetzt glaube ich das nicht mehr, aber als ich klein war, hatte ich das Gefühl, dass ich sterbe und in die Hölle komme, weil ich ein schlechter Mensch bin.

Bis zum Ende der Sitzung haben sich die intrapersonellen und interpersonellen Themen klar herausgebildet. Sie sind deutlich in das eingebettet, was die Klientin als ihre schmerzhafteste Erfahrung bezeichnet. Erstens hat die Klientin Selbstkritik im Zusammenhang mit Versagen internalisiert, die sich aus dem Kontext ihrer familiären Beziehungen ergibt. Als Ursprung der Stimme des Versagens und der Wertlosigkeit werden anfangs die Schwestern identifiziert. Die Stimme hat ihre Wurzeln aber zweifelsohne in früheren Beziehungen zu den Eltern. Dies wird zu einem späteren Zeitpunkt in der Therapie offensichtlich. Ein Bedürfnis nach Liebe steht im Zusammenhang mit ihrer Selbstkritik und ihrem Bedürfnis nach Bestätigung. Liebe war in ihrem Leben schwer zu bekommen. Sie hat gelernt, wie sie ein Anerkennen dieses Bedürfnisses unterbrechen oder vermeiden kann, weil sie ihr das Gefühl der Verletzlichkeit und Einsamkeit gibt. Sie hat gelernt, eigenständig zu sein, doch diese Unabhängigkeit führt dazu, dass sie sich hoffnungslos, ohne Unterstützung und isoliert fühlt. Dieses Bedürfnis nach Liebe hat mit ihren unerledigten Themen zu tun, die sich aus der frühen Beziehung zu ihrem Vater ergeben. Sie hegt ihrem Vater gegenüber viel Bitterkeit, weil er sie als Kind schlecht behandelt hat, und sie neigt dazu, diese Behandlung zu minimieren („Ohrfeigen waren etwas ganz Normales“). Sie hat dies als ein Gefühl internalisiert, wertlos und nicht liebenswert zu sein. Diese zugrunde liegenden Anliegen verweisen ganz eindeutig auf zwei Aufgaben zur emotionalen Verarbeitung: auf den Zwei-Stuhl-Dialog für internale Konfliktspaltungen und den Dialog mit dem leeren Stuhl für ungelöste Verletzungen durch eine bedeutsame Person.

Die Themen der Therapie bleiben auch bei der Arbeit an den Aufgaben zur emotionalen Verarbeitung im Fokus. In einem selbstkritischen Dialog in der fünften Sitzung stellt die Klientin eine Verbindung zwischen ihren schlechten Gefühlen und der Kritik her, die sie von ihren Eltern gehört hat.

Klientin: [in der Rolle der internalisierten Kritikerin mit der Stimme der Eltern] Nun, du hast Unrecht, du bist schlecht, du bist – du machst nie etwas richtig. Immer wenn ich dich bitte, etwas zu tun, machst du es nicht so, wie ich es will, und deine Zensuren sind nie gut genug, und du bist nie pünktlich und, siehst du, du bist einfach – alles, was du machst, ist falsch.
Therapeut: Ja, jetzt können Sie zu diesem Stuhl herüberkommen [Stuhl des erlebenden Selbst]. Es muss wirklich weh tun, das zu hören.
Klientin: Wenn ich deprimiert bin, glaube ich das. Ich glaube es hundertprozentig. Dass ich schlecht bin, dass ich Unrecht habe, dass ich eine Versagerin bin. Es ist das große Wort, Versagerin, das immer und immer wieder auftaucht, und dann bin ich eine große Versagerin, und warum kann ich nicht einfach ein nettes, einfaches, normales Leben haben? Das ist in vieler Hinsicht das Gefühl, das mich mein Leben lang verfolgt.
Therapeut: Sagen Sie ihr [Kritikerin], welches Gefühl sie bei Ihnen auslöst.
Klientin: Ich fühle mich schrecklich, es macht mich traurig. Es gibt mir das Gefühl, nicht geliebt zu werden und nicht in der Lage zu sein, Liebe zu geben, verstehen Sie, ich fühle mich so, dass ich wünschte, ich wäre nie geboren worden.

Später im Verlauf des Dialogs sagt sie zu ihrer Kritikerin:

Klientin: Ich weiß, dass ich geliebt werde. Ich habe das immer gewusst. Ich habe es vorher nie geglaubt. Also, ich fange an zu glauben, dass ich geliebt werde, es ist nur ... Anstatt wütend zu sein, weil sie mich nicht lieben, akzeptiere ich, dass sie nicht die Fähigkeit haben zu lieben. Es war nicht nur bei mir so, auch bei meinen jüngeren Schwestern. Wenn überhaupt, war es nicht so, dass sie sie geliebt haben und mich nicht, sie haben keine von uns geliebt, nicht so, wie Eltern eigentlich lieben sollten.

In diesem Moment werden das zentrale Gefühl, nicht liebenswert zu sein, und die artikulierte Überzeugung, Liebe nicht verdient zu haben, in Frage gestellt. Die kritische Stimme wird weicher, und sowohl ihre Trauer darüber, nicht geliebt worden zu sein, als auch ein Gefühl für den eigenen Wert kommen in einem Dialog mit ihrem Kritiker zum Vorschein.

> **Klientin**: Auch wenn Mom und Dad mich nicht geliebt haben oder mir keine Liebe gezeigt haben, lag es nicht daran, dass ich nicht liebenswert bin. Es war nur so, dass sie zu diesen Emotionen nicht fähig waren. Sie wussten nicht wie – sie wissen immer noch nicht, wie man liebt.

Die Klientin erlebt nicht noch einmal die Hoffnungslosigkeit, die in ihren früheren Sitzungen so beherrschend war.

Klientin und Therapeut gehen dann daran, die Art und Weise zu identifizieren, wie das Bedürfnis nach Liebe sie anfällig für Verletzung und Schmerz macht und wie Unterbrechungen dieses Bedürfnisses sie anfällig für Isolation und Einsamkeit gemacht haben. In der siebten bis neunten Sitzung erkundet die Klientin weiterhin die beiden unterschiedlichen Seiten ihres Erlebens: Da ist der Kritiker, der versucht, sie dadurch zu beschützen, dass er Bedürfnisse kontrolliert und abschaltet, und da ist das erlebende Selbst, das geliebt und akzeptiert werden möchte. Sie fährt fort, mit beiden Stimmen einzugrenzen und zu sprechen, und drückt dabei Traurigkeit, Wut, Schmerz und Verletzung aus. Die Hoffnungslosigkeit, die in den ersten Sitzungen so dominant war, ist praktisch nicht mehr da. Die Stimme, die Liebe und Akzeptanz möchte, wird kräftiger, und der Kritiker wird nachgiebiger und drückt Akzeptanz und Mitgefühl für diesen Teil von ihr aus. Gleichzeitig fühlt sie sich viel besser und weniger deprimiert als zu Beginn der Therapie.

Das andere wichtige Thema der Therapie ist das Verhältnis zu ihrem Vater, der Gefühle von Verletztheit, Wut, Wertlosigkeit und Ungeliebtheit auslöst. In einem Schlüsseldialog in der dritten Sitzung spricht sie ihren Vater an:

> **Klientin**: Ich glaub, es tut mir weh, dass du mich nicht liebst, ja, weißt du, aber … ich bin wütend auf dich, und ich brauchte Liebe, und du warst nicht da, um mir Liebe zu geben.

Später berichtet sie dem vorgestellten Bild ihres Vaters von ihrer Furcht:

> **Klientin**: Ich war einsam. Ich kannte meinen Vater nicht. Mein Vater – ich kannte dich nur als jemanden, der mich die ganze Zeit anbrüllte und mich

schlug. Das war alles ...Ich erinnere mich nicht, dass du mir mal gesagt hast, dass du mich liebst oder dass ich dir etwas bedeute oder dass du fandest, dass ich in der Schule gut war oder so. Ich kannte dich nur als jemanden, vor dem ich Angst hatte.
Therapeut: Sagen Sie ihm, dass Sie Angst davor hatten, geschlagen zu werden.
Klientin: Ja, und du hast mich gedemütigt. Ich war so wütend auf dich, weil du mich immer geschlagen hast, du warst so gemein, und ich erfuhr, dass Hitler gemein war, also nannte ich dich Hitler.

Später im Verlauf dieser Sitzung beschreibt sie, wie sie ihr schmerzhaftes Gefühl, nicht geliebt zu werden, unterbricht:

Klientin: Ich kann nur so damit umgehen, dass ich daraus einen Witz mache, weil das hilft – es hilft, weil, wenn ich das zu ernst nehme, werde ich so deprimiert, dass ich nicht funktionieren kann. Also habe ich gelernt, darüber zu lachen, und, wissen Sie, ich habe diesen sarkastischen Humor und bin irgendwie ganz schön skeptisch, glaube ich.
Therapeut: Ich denke, weil unter dem Lachen eine Menge Schmerz und eine Menge Hass sitzen.

Sie fährt fort, ihre Wut in einem Dialog über unerledigte Themen auszudrücken:

Klientin: Ich hasse dich. Ich hasse dich, daran gibt es für mich gar keinen Zweifel. Ich hasse dich seit Jahren. Es macht mich wütend, wenn ich dich bei Familienfesten sehe, und für mich fühlt es sich nicht gut an, dort zu sein, und du tust so, als sei nichts passiert.

Später in dieser Sitzung bringt sie Schmerz und Verletztheit angesichts der Unfähigkeit ihres Vaters zum Ausdruck, ihr das Gefühl zu geben, geliebt zu werden: „Ich glaube, ich denke, ja, du wirst nie ein Elternteil sein, dass du zum Telefon greifst und mich einfach mal fragst, wie es mir geht. Es tut mir weh, dass du mich nicht liebst, ja, ich glaub schon, weißt du.“ Sie beendet die Sitzung mit der Erkenntnis, dass das, was sie brauchte, akzeptabel war: „Ich brauchte es, dass mich mal jemand in den Arm nimmt als Kind oder mir sagt, dass ich in Ordnung bin. Das ist normal.“

Dadurch, dass sie ihren Stolz und ihre Wut erschließt und ihren Verlust betrauert, wird ihre grundlegende Scham aufgelöst (Greenberg 2002). Auf diese Weise begann die Klientin, ihre Überzeugung zu verändern, dass das Unvermögen ihres Vaters, sie zu lieben, daher rührte, dass sie es nicht wert war, geliebt zu werden. Sie sagt zu ihm auf dem leeren Stuhl:

Klientin: Ich bin wütend auf dich, weil du denkst, du warst ein guter Vater, du hast gesagt, dass du uns nie geschlagen hast, und das ist die größte Lüge der Welt. Du hast uns ständig windelweich gehauen, du hast nie Liebe gezeigt, du hast nie Zuneigung gezeigt, du hast nie zur Kenntnis genommen, dass wir überhaupt da waren, außer zum Putzen und Sachen im Haus zu erledigen.

Nachdem sie ihre Wut und ihre Traurigkeit verarbeitet und ihre Scham verändert hat, nimmt sie ihrem Vater gegenüber eine mitfühlendere und verständnisvollere Position ein. Im Laufe der zehnten Sitzung sagt sie in einem Dialog mit dem leeren Stuhl zu ihrem Vater:

Klientin: Ich verstehe, dass du eine Menge Schmerz durchgemacht hast in deinem Leben und wegen dieses Schmerzes und wegen der Sachen, die du gesehen hast, warst du distanziert. Du hattest Angst, Liebe vielleicht so zu geben, wie sie gegeben werden sollte, und jemandem zu nahe zu kommen, weil es bedeutet, dass du ihn verlieren könntest. Weißt du, und ich kann das jetzt verstehen, aber als Kind und Jugendliche konnte ich das nicht verstehen.

Sie ist weiterhin in der Lage, ihn für die Enttäuschungen und Schmerzen verantwortlich zu machen, die er ihr zugefügt hat. Gleichzeitig lässt sie es zu, dass ihr Mitgefühl im Mittelpunkt der Entwicklung eines neuen Verständnisses für seine inneren Kämpfe steht.

Klientin: Weißt du, (dass du Opfer eines Konzentrationslagers warst) hat wirklich großen Einfluss auf dich gehabt. Statt Teenager zu sein, warst du Kriegsgefangener. Es ist klar, dass das eine dauernde Wirkung auf dich hatte und dann, als das Leben weiterging und, also, deine Ehe, eh, also, ich bin sicher, am Anfang war es gut, weißt du, ich denke, zu einem bestimmten Zeitpunkt, Mom und Dad haben sich zu einem bestimmten Zeitpunkt wirklich geliebt, ehm, aber ich denke, mit der Trinkerei von meiner Mutter und vielleicht mit etwas von dieser Wut, die du auf dein Leben hattest, und dann hast du dein Kind verloren, deinen Sohn, dass ehm, deine Art, mit Sachen umzugehen war, kalt zu sein, unsensibel zu sein, nicht helfend, nicht, dass du das nicht gewollt hättest. Ich glaube nicht, dass du weißt, wie. Ich kann das wirklich verstehen, oder ich kann versuchen, deinen Schmerz zu fühlen und zu verstehen, dass eh, du das Beste getan hast, das du konntest, nach allem, was du gewusst hast.

Im Gespräch über diese Dialoge berichtet die Klientin am Ende der Sitzung: „Ich fühle mich erleichtert, dass ich diese Wut nicht mehr auf der

Brust sitzen habe.“ Sie beschreibt, wie sie akzeptieren kann, dass er nicht mehr zu geben hatte. Das führt zu einem Gefühl des Stolzes und dann zu Freude darüber, dass sie diese Gefühle hinter sich gelassen hat. Ihre schambasierte grundlegende maladaptive Überzeugung, dass „ich es nicht wert bin, geliebt zu werden“, verschob sich: Sie konnte die emotionale Bedeutung der Erfahrung integrieren, dass ihr Vater in seinem Leben seinen eigenen Schmerz erlebt hatte und deshalb für liebevolles Verhalten ihr und ihren Schwestern gegenüber weniger verfügbar war. Das Bedürfnis nach Liebe löst kein Gefühl der Hoffnungslosigkeit mehr aus. Die Tatsache, dass sie ihren starken Emotionen eine Stimme verliehen hat, hat validiert, dass sie es wert ist, geliebt zu werden, und dass sie mit dem umgehen kann, was ihr Vater an diesem Punkt in ihrem Leben anbieten kann. Eine größere Fähigkeit, ihre Bedürfnisse mitzuteilen, sich selbst vor Gefühlen der Unzulänglichkeit zu schützen und engen Kontakt mit ihren Schwestern zu haben, hat sich ebenfalls herausgebildet.

Hindernisse und Probleme bei der Arbeit mit diesem Ansatz

Menschen, die emotional sehr zurückgenommen oder die stark kontrolliert oder gehemmt sind, finden es schwierig, Zugang zu ihren Emotionen zu finden und sich außerdem auf Rollenspiele und Inszenierungen einzulassen. Zudem empfinden Menschen, die schnelle praktische Ratschläge oder Lösungen für ihre Probleme wollen, Erkundungsprozesse als unangenehm. Daraus können Probleme für das Arbeitsbündnis entstehen, etwa in der Form, dass es schwierig wird, sich auf Ziele und Aufgaben zu einigen. Ein Prinzip der Beziehungsgestaltung in der EFT besagt, dass Menschen dort abgeholt werden, wo sie sind, und dass ihnen nichts aufgenötigt wird. Sehr rational ausgerichteten Menschen begegnet man also auf einer noch rationaleren Ebene, bevor sie zu ihren Emotionen geführt werden. Diejenigen Klienten, die eindeutig rasche symptomorientierte Hilfe wollen und brauchen, werden mit stärker verhaltensbezogen orientierten Methoden behandelt und bekommen zunächst erste Bewältigungsstrategien an die Hand. Das Ziel der EFT ist es jedoch, das Augenmerk auf zugrunde liegende schmerzhafte Emotionen zu richten und dadurch tiefere Ebenen der Veränderung zu erreichen.

Bei sehr labilen Klienten, die hochgradig dysreguliert sind und selbstverletzendes Verhalten zeigen, und Klienten mit Komplextrauma kann es sein, dass sie die Konfrontation mit ihrer gefürchteten Schmerzanfälligkeit, mit Scham und Selbsthass zu überwältigend finden. Sie müssen ein Gefühl der Sicherheit aufbauen und lernen, ihre Emotionen zu regulieren, bevor sie sich mit ihnen auseinandersetzen können. Für diese Klienten ist die EFT nicht der beste Ansatz für die Anfangsphase der Behandlung.

Wie wirken sich Kultur und Gender auf die EFT aus?

Weder kulturelle Überlegungen noch Genderthemen sprechen gegen eine Arbeit mit Emotionen. Sie sollten aber bei der Wahl des Zeitpunktes berücksichtigt werden, zu dem man Emotionen einbindet. Eine Reihe von Untersuchungen zeigt, dass Emotionen universell sind und dass es kulturelle und genderabhängige Unterschiede im Erleben und Ausdrücken von Emotionen gibt (Fischer et al. 2004). So sind Männer im Allgemeinen aggressiver als Frauen (Buss 2003), und Frauen sind nachweislich empathischer. Darüber hinaus hat es sich erwiesen, dass Frauen von größerer Intensität sowohl positiver als auch negativer Affekte berichten als Männer und außerdem Gefühle wie Freude und Liebe intensiver und häufiger erleben. Sie erleben jedoch auch mehr Peinlichkeit, Schuldgefühle, Scham, Traurigkeit, Wut, Furcht oder Disstress. Männer dagegen scheinen Stolz häufiger und intensiver zu erleben als Frauen (Brody et al. 1995; Feingold 1994).

Kultur hat Auswirkungen auf Genderunterschiede, und beides, Kultur und Genderunterschiede, wirken sich auf die Art und Weise aus, wie Emotionen ausgedrückt werden. Unterschiede in der Ausdrucksweise von Emotionen lassen sich teilweise durch die unterschiedlichen gesellschaftlichen Rollen erklären, die Männer und Frauen in verschiedenen Kulturen einnehmen, und durch die unterschiedlichen kulturellen Werte, an denen sich verschiedene Gesellschaften orientieren (Brody et al. 1995). Es hat sich herausgestellt, dass Kulturen, in denen die Aufrechterhaltung von gesellschaftlicher Ordnung und Harmonie einen hohen Stellenwert einnimmt, Emotionen unabhängig vom Geschlecht stärker unterdrücken als Kulturen, die Autonomie und Gleichheit betonen (Matsumoto et al. 2008). Verglichen mit Amerikanern geben Japaner an, sozial erwünschte Emotionen (Freundlichkeit, Schuld) durchweg intensiver zu erleben als sozial unerwünschte Emotionen wie Stolz oder Wut (Kitayama et al. 2006). Die japanischen Display Rules (Vorzeigeregeln) lassen dahingegen den Ausdruck starker Emotionen wie Wut, Verachtung oder Ekel offenbar deutlich seltener zu als die nordamerikanischen. Die Regeln variieren darüber hinaus je nachdem, wie nah oder distanziert die an der Interaktion Beteiligten zueinanderstehen (Safdar et al. 2009). Kenntnisse über genderbasierte und kulturelle Unterschiede im emotionalen Erleben sind hilfreich, wenn man mit unterschiedlichen Populationen mit Emotionen arbeitet – allerdings dürfte eine empathische Einstellung ohnehin helfen, mögliche genderbasierte oder kulturelle Unterschiede aufzuspüren.

Die EFT bei verschiedenen Störungsbildern

In diesem Abschnitt geht es um die Anwendung der EFT bei bestimmten Störungsbildern – bei den affektiven Störungen wie Depressionen und Angststörungen und bei Essstörungen (Suchtstörung). Ich untersuche die zentrale Rolle von maladaptiven emotionalen Schemata, Mangel an emotionalem Gewahrsein und Probleme mit Affektregulierung, wie sie bei diesen Störungen auftreten. Angesichts der Tatsache, dass Depressionen und Angststörungen mit anderen Symptomen gemeinsam auftreten, ist klar, dass bei diesen affektiven Störungen viele Prozesse überlappen. Bei Essstörungen und vielen anderen Arten von Suchtstörungen treten häufig auch Angststörungen und Depressionen auf. Viele Störungen haben ihre Wurzel in denselben grundlegenden Prozessen der Affektvermeidung, in Problemen bei der Affektregulierung und in grundlegenden maladaptiven emotionalen Schemata.

Depressionen und Angststörungen

Vom dialektisch-konstruktivistischen Standpunkt aus gesehen gelten Depressionen und Angststörungen als emotionale Störungen des selbstorganisierenden Prozesses. Depressionen und Angststörungen sind eindeutig affektbasiert. Eine negative Einstellung zu sich selbst, zur Welt und zur Zukunft und verhaltensbezogene Veränderungen wie sozialer Rückzug sind typische Erscheinungen bei diesen Störungen. Sie sind auf die Vermeidung schmerzhafter grundlegender maladaptiver Emotionen wie Furcht, Scham, Einsamkeit, Verlassenwerden oder Wut und auf maladaptive Praktiken zurückzuführen, mit denen die Betroffenen versuchen, mit den Ereignissen zurechtzukommen, die diese schmerzhaften Emotionen auslösen.

Anstatt sich selbst als stark, lebendig und freudig zu erleben, erleben sich depressive Menschen als verletzlich, geschädigt und tadelnswert. Auf Rückschläge und Enttäuschungen reagieren sie mit einem deutlichen Verlust an Selbstachtung. Durch die Aktivierung schemabasierter emotionaler Erinnerungen an einschneidende Verluste, Misserfolge, Demütigungen oder Situationen des Gefangenseins ist das Selbst als hoffnungslos, inkompetent und wertlos organisiert (Greenberg / Watson 2006). Angststörungen entstehen dagegen, wenn ein Mensch sich seiner Fähigkeit nicht sicher ist, eine Bedrohung unter Kontrolle zu halten. Statt sich sicher, geschützt und zuversichtlich zu fühlen, erleben sich angstgestörte Menschen als furchtsam, schwach und unfähig, allein zurechtzukommen. Sie reagieren mit starker vorwegnehmender Angst, Vermeidung und Unselbstständigkeit. Durch die Aktivierung schemabasierter emotionaler Erinnerungen an einschneidende Erfahrungen des Verlassenwerdens, der Vernachlässigung und des Ausbleibens von interpersonellen Beruhigungen ist das Selbst als hilflos, unfähig und unsicher organisiert.

Stressereignisse, die im Fall von Depressionen mit Verlust oder Versagen, im Fall von Angststörungen mit Bedrohungen oder Kontrollverlust zu tun haben, sind Auslöser grundlegender maladaptiver emotionaler Schemata des Selbst als zutiefst unzulänglich, unfähig zurechtzukommen, unsicher oder tadelnswert. Gleichzeitig werden damit verbundene emotionale Erinnerungen aktiviert, die von sekundären Reaktionen der Hoffnungslosigkeit und Gefühlen der Hilflosigkeit begleitet werden. Maladaptive emotionale Schemata und die Selbstorganisationen, die sie auslösen, werden als die grundlegenden Probleme bei affektiven Störungen betrachtet. Furcht und Scham sind wichtige maladaptive schemabasierte emotionale Aspekte des Selbst im Mittelpunkt der affektiven Störungen. Das Ziel der Therapie besteht darin, den Zugang zu den vorhandenen Ressourcen der Persönlichkeit zu ermöglichen und sie zu stärken. So sind diese in der Lage, die depressive oder angstgestörte Selbstorganisation zu verändern und die spontane Funktionsfähigkeit des Selbst wiederherzustellen.

Überblick über die Behandlung

Scham und intensive Gefühle der Verachtung für das beschädigte Selbst bilden den Kern selbstkritischer Depressionsformen. Intensive Gefühle der grundlegenden Unsicherheit, mit Verlust oder Verlassenwerden nicht zurechtkommen zu können, bilden den Kern abhängiger Depressionsformen (Blatt / Maroudas 1992). Zu Angststörungen gehören dagegen das Vorwegnehmen künftiger Katastrophen, schützende Furcht und grundlegende Unsicherheit. Sie bilden den maladaptiven affektiven Kern von Angststörungen. Die angemessene Verarbeitung von Traurigkeit über einen Verlust und von Wut über Verletzungen bilden oft den adaptiven Kern der Behandlung sowohl von Depressionen als auch von Angststörungen. Die

EFT konzentriert sich darauf, Klienten bei der Verarbeitung ihres emotionalen Erlebens zu helfen, so dass sie in der Lage sind, primäre adaptive emotionale Reaktionen auf Situationen zu erschließen. Beispiele für solche Reaktionen sind befähigende Wut bei Verletzungen oder Traurigkeit bei Verlust.

Im Mittelpunkt des EFT-Ansatzes zu affektiven Störungen stehen (a) der Zugang zu grundlegenden emotionalen Erfahrungen und Erinnerungen, um sie ins Gewahrsein zu bringen, sie zu benennen und über sie nachzudenken, und (b) der Aufbau alternativer emotionaler Reaktionen, um die Veränderung dysfunktionaler Reaktionen zu ermöglichen („Emotionen durch Emotionen verändern"). Die EFT ist für Populationen mit affektiven Störungen geeignet, bei denen der Grad der Verstörung und Selbstfragmentierung nicht so hoch ist, dass die Klienten es nicht ertragen können, schmerzhafte Emotionen in der Sicherheit der therapeutischen Umgebung zu erschließen und zu erleben. Die Form der EFT, wie sie in diesem Buch beschrieben wird, ist bei Klienten einsetzbar, die über einen ausreichenden Funktionsgrad verfügen, um außerhalb einer stationären Einrichtung funktionieren zu können.

Ein Fall von Angststörung

Das grundlegende Vorgehen in der EFT bei Angststörungen wie generalisierter Angststörung sieht so aus, dass zunächst mit der Angst erzeugenden Spaltung gearbeitet wird, die dem Erleben der symptomatischen Angst nahekommt. Der Katastrophisierende sitzt auf dem einen Stuhl und die emotionale Angstreaktion auf dem anderen. Um jedoch nachhaltige Veränderungen zu fördern, ist es ganz wichtig, an das grundlegende maladaptive Schema der Unsicherheit heranzukommen, das oft auf Verlassensängsten oder manchmal auch auf Scham wegen Unzulänglichkeit basiert. Diese grundlegenden Schemata werden häufig bei der Arbeit an unerledigten Themen erschlossen. Dann hilft der Zugang zu Wut und Selbstberuhigung, die Furcht aufzulösen. Im folgenden Abschnitt wird ein Beispiel für EFT bei generalisierter Angststörung vorgestellt.

Die Klientin, Winifred, war eine 23-jährige Afro-Amerikanerin. Sie war ein Einzelkind und lebte bei ihren Eltern, während sie am Abschluss ihres Betriebswirtschaftsstudiums arbeitete. Sie nahm an 24 Sitzungen teil, in der Mitte der Behandlung ergab sich durch einen Sommerurlaub eine kurze Unterbrechung. Sie stellte sich in einer Community Clinic (staatliche Gesundheitseinrichtung mit ambulanten Beratungs- und Behandlungsmöglichkeiten) wegen „Nervosität und Unruhe" vor (z.B. Schule, soziale Situationen) und wegen physischer Symptome, die sich daraus ergaben. In der ersten Sitzung meinte sie: „Ich bin ängstlicher, als gut für mich ist." Sie beschrieb sich selbst als „Kontrollfreak". Nach ihrer Schilderung ging es bei ihrer Angst darum, „nicht zu wissen, was passieren wird ... Ich sage die ganze Zeit, ‚was ist, wenn', bei mir kommt bei allem irgendetwas unglaublich Katastrophales heraus ... so wie ‚Was ist, wenn es schneit, und ich dann hier festsitze!?'" Als Folge davon verbrachte sie viel Zeit damit, zu planen und Zeitpläne aufzustellen. Winifred gab an, dieses Problem schon ihr ganzes Leben lang gehabt zu haben, und dass es immer schlimmer wurde. Ihre Studiennoten waren in Ordnung, aber sie machte sich Gedanken um ihre Leistungsfähigkeit und sorgte sich, weil sie ihre Zeit schlecht nutzte und Arbeit vor sich herschob. Darüber hinaus erwies sich ihre Angst als Hindernis in ihren Beziehungen, in denen sie sich übermäßig vorsichtig verhielt. So machte sie sich häufig Sorgen darum, Freunde dadurch zu verlieren, dass sie etwas Falsches sagte oder tat: „Was ist, wenn ich dieses Mädchen vor den Kopf stoße? Ich könnte eine Freundin verlieren." Ihre Angst hatte Auswirkungen auf ihre Gesundheit. Sie hatte bisweilen ein Augenzucken und litt oft an Magen-Darm-Problemen wie Magenschmerzen und Durchfall. Außerdem wurde während der Grundschulzeit eine Lernschwäche (Legasthenie) bei ihr diagnostiziert. In der ersten Sitzung schien sie ziemlich ängstlich und angespannt zu sein, war aber sehr gesprächig und außerdem eifrig und kooperativ. Darüber hinaus wurde deutlich, dass sie offen für psychologische Zusammenhänge war. Sie war in der Lage, ihre Emotionen und Erfahrungen offen zu schildern, wenngleich sie sich mit bestimmten Emotionen (z.B. Traurigkeit, Weinen) im Verlauf der Sitzungen nicht immer wohlfühlte. Diese Klientin erfüllte die Diagnosekriterien einer generalisierten Angststörung.

In der EFT besteht das Ziel bei der Behandlung von Angststörungen darin, das zugrunde liegende maladaptive emotionale Schema zu erschließen und zu rekonstruieren (Greenberg/Paivio 1997). Bei der Arbeit mit der Angst des Klienten muss zunächst entschieden werden, ob er primäre oder sekundäre Angst erlebt. Zu primärer maladaptiver Angst gehört ein grundlegendes verletzliches und unsicheres Selbst – ein Gefühl grundlegender Unsicherheit, das entsteht, wenn das Selbst sich unwirksam und ungeschützt fühlt. Zu sekundärer Angst gehört dagegen Unsicherheit in Bezug auf ein bestimmtes internales Erleben, von dem Überwältigung droht – z.B. Angst wegen der eigenen Wut oder Traurigkeit, katastrophale Erwartungen oder vorweggenommene Furcht vor Versagen. Typische Kennzeichen für sekundäre Angst sind auf die Zukunft gerichtete Erwartungen oder imaginäre Gefahren und charakteristische „was, wenn?"-Aussagen, auf die eine hilflose Antwort folgt, etwa die Sorge, abgelehnt zu werden, zu versagen oder inkompetent zu sein (Greenberg/Paivio 1997). Winifred litt offenbar an einem hohen Maß an sekundärer Angst. Wie bereits beschrieben, erlebte sie eine Menge in die Zukunft gerichtete Angst aufgrund möglicher Gefahren. Sie hatte Angst zu versagen und in Beziehungen zurückgewiesen zu werden, und sie fühlte sich außerstande, mit diesen Sorgen zurechtzukommen.

In der EFT geht es bei Interventionen bei Angststörungen zunächst darum, das Gewahrsein des Klienten dafür zu verstärken, was sie mit sich selbst machen, um die sekundäre Angst zu erzeugen. In diesem Fall machte Winifred sich selbst Angst. Die Wirksamkeit der Klienten in diesem Prozess und das Gewahrsein für den eigenen Anteil an der Schaffung des Angsterlebens werden herausgearbeitet. Dabei werden die katastrophalen Erwartungen spezifiziert, die die Angst generieren. Insbesondere durch die Arbeit mit dem Zwei-Stuhl-Dialog wird ihr Gewahrsein verstärkt. Dabei sitzt der Klient auf einem Stuhl und drückt die Sorgen des „Sorgenkritikers" aus. Der Klient setzt sich auch auf einen Stuhl für das Selbst, um die Reaktion des „Selbst" auf diese Verbalisierungen zu bestimmen. (Das ist vergleichbar mit einer „selbstkritischen Spaltung", außer dass die eine Seite der anderen Seite nun Angst macht, statt sie zu verachten oder zu kritisieren.) Nach und nach grenzt dieser Prozess das grundlegende maladaptive emotionale Schema oder die Schemata ein, auf die die Angst eine sekundäre Reaktion ist.

Zunächst hatte die Klientin keine Vorstellung davon, was ihre zugrunde liegende Angst sein könnte, aber nach zwei Sitzungen mit dem Zwei-Stuhl-Dialog wurde klar, dass ihre Angst an depressive Versagensgefühle gekoppelt waren. Ihre Gefühle der Hoffnungslosigkeit traten hervor, als ihre „Angstkritikerin" ihr sagte, dass sie versagen würde, wenn sie ihre akademische Arbeit nicht besser erledigte. In der zweiten Sitzung sagte die Kritikerin ihr z. B., dass sie viel zu tun habe und dass sie damit nicht klarkommen würde. Als Reaktion stellte sie fest, dass sie sich „ängstlich fühlte, so als bestünde keine Hoffnung, fertig zu werden ... Es ist kein Ende in Sicht". In der sechsten Sitzung sagte ihr die Angst erregende Stimme, dass andere Leute es merken, wenn sie versagt, und dass sie sie ablehnen werden. Dann begann sie, ihre eigene barsche, kritische Stimme zu erschließen, die ihr sagte, dass sie nicht gut genug sei, und sie fühlte sich sehr hoffnungslos: „Als gäbe es nichts, was ich tun könnte."

Diese Klientin hatte in der Vergangenheit einige Erfahrungen des Versagens und der Hilflosigkeit gemacht, bevor ihre Lernschwäche diagnostiziert wurde. Außerdem reagierte ihr Vater nicht besonders unterstützend und spielte die Auswirkungen der Lernschwäche oft herunter oder leugnete sie. Stattdessen schrieb er ihr Versagen der Tatsache zu, dass sie sich „nicht genügend anstrenge", und wenn sie eine schlechte Note für eine Hausaufgabe mitbrachte, fragte er sie oft, ob sie ihr Bestes gegeben habe. Als Reaktion fühlte sich die Klientin, die sich tatsächlich die größte Mühe gab und trotzdem versagte, sehr hilflos. Als diese Einzelheiten ans Tageslicht kamen, wurden die Kommentare der Angstkritikerin während der Zwei-Stuhl-Dialoge nuancierter. In der dritten Sitzung beschrieb sie z. B., wie sie mit ihrer Lernschwäche „in Ordnung" war, solange sie in der Schule gut abschnitt. Wenn sie allerdings schlechte Noten schrieb, hatte sie das Gefühl, dass sie es niemandem sagen könnte, weil es dann so wäre, als sei es „immer so". Das Ergebnis war, dass sie sich hoffnungslos fühlte, weil es nichts gab, „was ich tun kann, um es zu ändern".

In der siebten Sitzung arbeitete sie an einer Konfliktspaltung, die mit dem Aufschieben von Arbeiten zu tun hatte. Es ging insbesondere darum, dass ein Teil von ihr fühlte, dass sie arbeiten und ihre Zeit produktiver nutzen „sollte" („Ich könnte produktiver sein", „Ich sollte Sport treiben"). Dagegen wollte die andere Seite sich entspannen und eine Pause von der Schule einlegen („Ich mache das morgen", „Ich arbeite jedes Semester so hart, ich sollte mal aussetzen"). Ihre „kritische" Stimme sagte ihr, dass sie ihre Zeit vergeudete und dass sie effizienter sein und sich mehr Mühe geben sollte. Als die kritische Stimme erarbeitet wurde, sagte sie: „Du machst nichts Besonderes, du bist nur eine von vielen." Als Reaktion verließ sie den Zwei-Stuhl-Dialog und erklärte dem Therapeuten, dass sie sich nicht wohl damit fühlte, der Mittelpunkt des Interesses zu sein. Sie meinte, dass ihre Aversion, sich von der Menge abzuheben, ein Teil ihres Problems mit dem Aufschieben von Arbeiten sein könnte und dass dies auch zu ihrer Schwierigkeit beitragen könnte abzunehmen. Sie sagte, dass die Leute „deine Schwachpunkte erkennen können", wenn man sich von der Menge abhebt. Der Therapeut leitete sie an, sich selbst davor Angst zu machen, im Rampenlicht zu stehen. Der Angst erzeugende Teil sagte: „Die Leute werden dich angucken, und sie werden deine Schwachpunkte herauspicken, und sie werden lachen, weil sie sehen können, was an dir nicht in Ordnung ist." Dann wechselte sie auf den „Selbst"-Stuhl und schilderte, wie beängstigend es ist, im Mittelpunkt des Interesses zu stehen. Diese Vorstellung löste Gefühle der Verletzlichkeit aus: „Es ist einfach sehr verletzlich, als könnte ich in tausend Stücke zerbrechen." Der Therapeut reagierte empathisch und regte an, sie solle „die Leute" auf dem Angst erzeugenden Stuhl darstellen. Als sie auf den Selbst-Stuhl zurückkehrte, fragte der Therapeut: „Wie fühlt sich das im Innern an, wenn das mit Ihnen passiert, das Herumschubsen, und dass Leute sagen: ‚Uns gefällt das nicht, wie du aussiehst'?" Die Klientin reagierte mit Traurigkeit und dann mit Hoffnungslosigkeit. Sie sagte: „Ich möchte, dass ihr mich mögt, aber es besteht keine Hoffnung, dass ihr mich mögt.“

Als der Therapeut die Klientin sagen hörte, was ihr Problem war, lenkte er sie zur Arbeit mit Spaltungen, bei der ihre Kritikerin Scham hervorrief. Für den Rest des Dialogs zeigte ihr die Kritikerin auf, was an ihrer Persönlichkeit „nicht stimmte“, obwohl sie Schwierigkeiten hatte, das genauer auszuführen. Sie beschrieb, wie sie Freunde wegdrängte, weil sie zu viele „Regeln“ für sie aufstellte. Die Schutzfunktion dieser Regeln wurde herausgearbeitet. Ihr Kommentar, „Ich war mit Leuten befreundet, die nicht meine Freunde waren, und dann wurde ich sehr verletzt“, deutete an, dass es für sie außerdem unerledigte Themen aus Freundschaften in der Vergangenheit gab, die an diesem Punkt jedoch nicht aufgegriffen wurden. Auf dem Bewertungsformular bewertete sie die Sitzung als „hervorragend“ und „sehr hilfreich“ und gab an, „beachtliche Fortschritte“ gemacht zu haben. Auf die Frage, ob sich in dieser Sitzung etwas verändert habe, antwortete sie folgendermaßen: „Ich habe erkannt, dass mein Aufschieben von Arbeiten und meine Angst alle mit meiner Versagensangst und mit dem Thema um mein Körpergewicht zu tun haben.“

Mehrere Leerer-Stuhl-Dialoge mit ihrem Vater (d. h. Arbeit an „unerledigten Themen“) in der Mitte der Behandlung halfen dieser Klientin, ihre ungelösten Gefühle ihm gegenüber zu verarbeiten. Sie führten sie zu ihren grundlegenden Gefühlen der Unzulänglichkeit und zu ihrer Verlassensangst. Als sie im Verlauf eines dieser Dialoge auf dem „Stuhl des Vaters“ saß, sagte sie: „Du gibst dir nicht genug Mühe. Es ist egal, ob du acht Stunden (an deiner Arbeit) sitzt, denn du wirst trotzdem schlecht abschneiden.“ Als Reaktion auf diese Herabsetzung ihrer akademischen Leistungen sagte sie: „Warum sollte ich weitermachen? Es ist hoffnungslos.“ Ein weiteres wichtiges Element der Kritik hatte mit ihrem Gewicht zu tun. Als Heranwachsende war die Klientin leicht übergewichtig, und ihr Vater machte sich Sorgen um ihre Gesundheit. Um sie zu „motivieren“, Sport zu treiben und gesund zu sein, kommentierte er ihre sportlichen Aktivitäten oft. So machte er beispielsweise Bemerkungen darüber, wie viel sie aß, oder stellte fest, dass sie nur 20 Minuten auf dem Trainingsgerät gewesen sei.

Als Reaktion auf die Kritik ihres Vaters im Rahmen der Arbeit an unerledigten Themen drückte die Klientin ihrem Vater gegenüber intensive Wut und Traurigkeit aus: „Ich habe das Gefühl, nichts von dem, was ich tue, wird jemals genug sein, um okay zu sein“ [Traurigkeit] und „[Es gibt] keine Entschuldigung! Du unterstützt mich emotional nicht!“ [Wut]. In der folgenden achten Sitzung ging die Klientin weiter und drückte ihre unerfüllten Bedürfnisse aus (z. B. „Ich brauche es, dass du meine Anstrengungen unterstützt und meine Standards respektierst.“). Sie begann, sich selbst

Geltung zu verschaffen und ihren Vater verantwortlich zu machen. In ihrer Bewertung dieser Sitzung vermerkte sie: „Ich habe gemerkt, dass ich mich nicht mehr traurig und hoffnungslos fühle, sondern eher verärgert und wütend. Ich habe außerdem gemerkt, dass ich mich der Möglichkeit nähere, mein Thema fallen zu lassen.“ Am Ende der Therapie, in der 14. Sitzung, war diese Klientin in der Lage, ihr unerfülltes Bedürfnis nach Akzeptanz und Anerkennung durch ihren Vater loszulassen. Als sie ihre Erwartungen an sein Verhalten ändern konnte, war sie viel ruhiger und „frei“. Tatsächlich berichtete sie in der neunten Sitzung von intensiven Glücksgefühlen. Sie sagte, sie fühle sich entspannter, weniger sorgenvoll und mache sich keine Gedanken um ihren Vater. Außerdem verspürte sie eine eigene Motivation, Sport zu treiben und zu arbeiten. Diese Gefühlslage hielt bis in den darauffolgenden Monat an, so dass der Prozess des Abschließens begann. Therapeut und Klientin sprachen über den Veränderungsprozess der Klientin (damit sie ihn klar erkennen und symbolisieren konnte) und überlegten, wie man mit der Möglichkeit eines Rückfalls umgehen könnte. Mit der elften Sitzung war die erste Phase der Behandlung beendet.

Nach der Unterbrechung im Sommer kehrte die Klientin für die zweite Phase zurück. Sie fühlte sich weiterhin zuversichtlich und machte sich keine unnötigen Sorgen. Ihre Beziehung zu ihrem Vater war immer noch zufriedenstellend. Sie merkte jedoch, dass ihr ihre physische Erscheinung zunehmend Schwierigkeiten bereitete. Sie wollte sich unabhängig von ihrem Gewicht mit ihrem Körper wohlfühlen. Sie verband das Thema mit der Zeit der Pubertät, als sie zugenommen und ihr Vater ihr gesagt hatte, dass „Jungen keine dicken Mädchen mögen“. Sie sagte, sie wisse zwar, dass es irrational sei, doch es „sitzt immer noch im Kopf fest“. In der ersten Phase der Behandlung war ihre grundlegende maladaptive Scham als das emotionale Schema angeklungen, das ihrer Angst zugrunde liegt, war jedoch nicht klar verändert worden. Es war eindeutig, dass Scham die Emotion war, die ihrem Körperbild zugrunde lag, und dieses Schema wurde zum Schwerpunkt in der zweiten Behandlungsphase. Die Gefühle der Scham hatten ihre Wurzeln in den herabsetzenden Kommentaren des Vaters, die sie internalisiert hatte. In ihrer internalisierten Form wurden sie zu Kommentaren der Kritikerin: „Jungen mögen dicke Mädchen nicht“ und „Du wirst deine Freunde verlieren und allein sein.“ Darüber hinaus trugen die unerledigten Themen mit ihren Freunden aus der Grundschule zu ihrem Gefühl bei, „nicht gut genug“ zu sein, um mit ihnen befreundet zu sein. (Wenn sie diese Mädchen inszenierte, sagten „sie“ etwa: „Du wirst unser Niveau nie erreichen, denn du als Person bist mit Fehlern behaftet, und daran kannst du nichts machen.“) Das Ergebnis war, dass sie eine Furcht vor dem Alleinsein als sekundäre Reaktion entwickelte.

Während der zweiten Behandlungsphase lag der Schwerpunkt ausdrücklich darauf, ihr Gefühl der Scham aufzulösen, was durch die Erschließung adaptiven Stolzes gelang. In diesem Behandlungsabschnitt arbeitete der Therapeut ebenfalls mit Zwei-Stuhl-Dialogen. Sie hatten jedoch nicht das Selbst zum Thema, sondern vielmehr die Selbstberuhigung. Zusätzlich wurden Übungen eingesetzt, die schließlich halfen, die grundlegende Scham zu verändern.

Im Verlauf eines Stuhl-Dialogs wandte sich die Klientin spontan ihrem angstvollen Selbst zu und sagte: „Du brauchst nichts anderes zu sein als du selbst, wenn du vermeiden willst, allein zu sein, denn du bist gut genug, so wie du bist." Der Therapeut regte sofort an, sie solle ihrer verängstigten Seite sagen, was sie an ihr mag. Sie sagte ihr, dass sie großzügig, freundlich und umsichtig sei. Sie sagte, sie sei gut genug, so wie sie sei, und brauche nicht mehr als das zu sein. Sie war teilweise in der Lage, das „zu begreifen". In einer anderen Sitzung, in deren Verlauf ihr Angstgefühl stark aktiviert war, begann sie, auf dem Selbst-Stuhl „gelähmt" auszusehen. Sie bestätigte, dass sie sich irgendwie „erstarrt" fühle. Der Therapeut half ihr, diesen Teil ihres Selbst zu symbolisieren und auszudrücken. Sie sagte, es sei ein Teil tief in ihrem Innern, der erstarrt sei und Angst habe, bloßgestellt oder verletzt zu werden. Dieser Teil schäme sich und habe Angst, zum Vorschein zu kommen, weil er bloßgestellt oder verletzt werden könne. Der Therapeut setzte die Stuhl-Methode ein und bat sie zu versuchen, diesen erstarrten, schamhaften Teil zu beruhigen. Sie beteuerte diesem Teil ihres Selbst, dass er „toll" sei – „ein guter Mensch, umsichtig, intelligent und zuverlässig". Die schamhafte Seite war „ein bisschen" in der Lage, diese Botschaft aufzunehmen, und kam bis zu einem gewissen Grade hervor.

In der 20. Sitzung stellte sie fest, dass der schamhafte Teil immer noch da sei, aber nicht mehr so störend wie zuvor. Sie berichtete außerdem, dass sie sich mit sich selbst viel besser gefühlt habe. In der folgenden Sitzung stellte sie fest, dass sie sich ihrer Wünsche gewahr sei und diesen Bedürfnissen Geltung verschaffen könne. Auf die Frage, wie sie das tun könne, sagte sie, sie habe mehr Zutrauen zu sich selbst und bekomme das Gefühl, die Sachen zu „verdienen", die sie wolle (z. B. mit Respekt behandelt werden). Sie machte außerdem die Bemerkung, dass sie „nicht mehr hilflos" sei. Sie drückte ihre Dankbarkeit aus und meinte, dass die Stuhl-Arbeit „irgendwie das Hilfreichste war, was ich in meinem Leben gemacht habe".

Essstörungen

Emotionen, vor allem quälende Emotionen, spielen bei Essstörungen eine wichtige Rolle. Die Erkenntnis, dass „emotionale Beeinträchtigungen" diesen Störungen zugrunde liegen, hat sich schon vor geraumer Zeit durchgesetzt. Dagegen wurden Affekte als Auslöser für Essstörungssymptome genannt (Bruch 1973; C. Johnson/Larson 1982; Wilson/Vitousek 1999). EFT-Kliniker begreifen eine Herabsetzung des Körperbildes oder gegen den Körper, die physische Erscheinung und Gewicht und Figur gerichteten Selbst-Ekel als die Verlagerung negativer Affekte auf den Körper. Eine ganze Reihe empirischer Arbeiten sieht eine Verbindung zwischen Ess-Brech-Sucht und Affektregulierung (Bydlowski et al. 2005; Kearney-Cooke/Striegel-Moore 1997; Treasure et al. 2000).

Menschen mit Bulimie sind wie diejenigen, die andere impulsive und destruktive Verhaltensweisen an den Tag legen, im Allgemeinen in ihrer Fähigkeit beeinträchtigt, ihre Reaktionen auf starke Emotionen zu regulieren. Ihr hochsensibles und überreagierendes emotionales Reaktionssystem führt dazu, dass sie wenig Vertrauen in ihre Fähigkeit haben, mit der physiologischen Erregung zurechtzukommen, die starke Emotionen mit sich bringen. Das führt dazu, dass eine Frau mit Bulimie angesichts der Möglichkeit, von ihren Gefühlen überwältigt zu werden, ängstlich und furchtsam reagiert. Sobald sich die emotionale Reaktion aufzubauen beginnt, fühlt sie sich gedrängt, sie aufzuhalten. Sie wendet sich den überlernten, impulsiven und maladaptiven Verhaltensweisen der Stimmungsregulierung in Form von Heißhungerattacken und Erbrechen zu. Im Laufe der Zeit stellen sich durch das Ess-Brech-Muster eine Verringerung der Selbstachtung und der Kompetenz sowie Schuld- und Schamgefühle ein. Das Vertrauen, mit ihren Emotionen auf gesunde Weise zurechtkommen zu können, wird dadurch weiter geschwächt, und damit sind die Voraussetzungen für den nächsten Ess-Brech-Kreislauf geschaffen.

Der Einsatz von Ess-Brecht-Sucht oder Magersucht mit dem Ziel, Schwierigkeiten bei der Affektregulierung zu bewältigen, kann zu Unter- oder Überregulierung von Affekten führen. Zu typischen klinischen Erscheinungsbildern von anorektischen Klienten gehört z.B. ein hochgespannter, verflachter und überregulierter Affekt. Menschen mit Bulimie legen chaotische und unmodulierte affektive Funktionsweisen an den Tag. Zu ihren Symptomen können zusätzlich zu Ess-Brech-Attacken auch andere impulsive Verhaltensweisen wie Ladendiebstahl, Ritzen oder Substanzmissbrauch hinzukommen.

Die Affekt regulierende Funktion der Essstörung ist mit einer für diese Population charakteristischen und beherrschenden Einstellung zu Emotionen verknüpft (Dolhanty / Greenberg 2007; 2009). Gefühle sind unerträglich und gefährlich, man muss sie fürchten und „loswerden“ oder ganz und gar vermeiden. Die Essstörung ist eine höchst effektive Methode, dies zu erreichen. Hungern betäubt, Heißhungerattacken beruhigen, und Erbrechen bringt Erleichterung. Versuche, eine Besserung herbeizuführen, gehen mit einem erneuten Aufbrechen bisher vermiedener Gefühle einher, die als unerträglich erlebt worden waren. So führt der Wunsch zu fliehen zu einem Rückfall (Federicci 2005).

Von der Überzeugung ausgehend, dass Essstörungen der Vermeidung, Betäubung oder Beruhigung von affektiver Dysregulierung dienen, wird in der EFT für dieses Störungsbild die Aufmerksamkeit explizit auf gefühlte Emotionen gerichtet. Den Emotionen wird Raum gegeben, um ihr Erleben zuzulassen und den Klienten zu helfen, sich Fertigkeiten anzueignen, wie sie Emotionen akzeptieren, modulieren, beruhigen und verändern (Dolhanty / Greenberg 2007; 2009). Klienten verspüren neue Hoffnung angesichts der Möglichkeit, ihre Essstörung dadurch zu verändern und zu verbessern, dass sie emotionale Schemata und Selbstorganisationen identifizieren und verändern. Sie müssen nicht mehr glauben, dass ihre einzige Chance in noch angestrengteren Versuchen besteht, unauflösliche Essmuster zu verändern, ohne andere Mittel für ihre Disstress-Bewältigung an der Hand zu haben.

Das übergeordnete Ziel der EFT bei Essstörungen besteht darin, jenseits von sekundären Emotionen wie Hoffnungslosigkeit oder Verzweiflung, die vor primären Emotionen schützen oder sie verschleiern, Zugang zu grundlegenden maladaptiven Emotionen wie Furcht, der Traurigkeit über Verlassenwerden oder Scham zu finden. Die Veränderung von maladaptiven Emotionen und der Zugang zu adaptivem emotionalen Erleben hilft, dysfunktionale Verhaltensmuster zu verändern und Essstörungen als Bewältigungsstrategie überflüssig zu machen. Dies wird durch die Verarbeitung der schmerzhaften und scheinbar unlösbaren maladaptiven Emotionen wie Scham, Wut, Selbst-Ekel und passive, hoffnungslose Verzweiflung, die das Selbst herabsetzen, erreicht.

Durch ihre emotionsfreundliche Einstellung bietet sich die EFT gerade für diese Population an. Sie befasst sich unmittelbar mit der Furcht der Klienten vor Emotionen und mit den schwierigen Emotionen, vor denen sie sich fürchten. Durch den behutsamen, aber beständigen Fokus auf das gegenwärtige Erleben von Emotionen stellt die EFT die Neigung der Klienten in Frage, sich von Emotionen abzuwenden, und zweifelt die Überzeugung an, dass Emotionen etwas grundsätzlich Schlechtes sind. Die Bemühungen von Klienten mit Essstörungen, Affekte zu reduzieren oder davon abzulenken, verschlimmern ihre furchtsame Einstellung Emotionen gegenüber. Emotionen zu erleben und so weit zu verarbeiten, dass ein Zugang zu verschütteten gesunden Emotionen möglich wird, stellt dagegen eine korrigierende Erfahrung dar. Sie beweist diesen Klienten, dass sie ihre Gefühle tatsächlich ohne die Erstarrung erleben und aushalten können.

Zusätzlich zu einem ständigen Fokus auf emotionales Gewahrsein und Erleben erlaubt die Arbeit mit selbstkritischen Spaltungen sowohl bei bulimischen als auch bei anorektischen Klienten ein unmittelbares und effektives Eingreifen in den Teufelskreis der Herabsetzung des Körperbildes, das einen Übergang zu jeder Art von bedeutsamerer Verarbeitung so oft behindert. Zwei-Stuhl-Dialoge sind bei bulimischen Klienten sehr effektiv und eignen sich besonders für anorektische Klienten, weil sich viele von ihnen bereits eines internen Kritikers bewusst sind, den sie als ihre „anorektische Stimme“ bezeichnen. Diese Stimme stellt Regeln auf, fordert ihre Einhaltung und schilt das Selbst, wenn ihre Anordnungen missachtet werden. Das Streben nach Dünn-Sein wird als die einzige Möglichkeit gesehen, sich besser zu fühlen. Ein Mensch, der in diesem Kreislauf gefangen ist, wird sehr selbstkritisch und straft sich selbst mit Geringschätzung dafür, dass er dick ist und das Ziel, ausreichenden Gewichtsverlust, nicht erreichen kann.

Der Zwei-Stuhl-Dialog setzt einen evokativen Prozess in Gang, bei dem die emotionale Wucht der Selbstkritik in der Sitzung lebendig wird. Die anorektische Stimme auf den Stuhl zu setzen macht es möglich, diese interne kritische Stimme auf eine neue und emotional lebendige Weise zu hören. Die Arbeit mit Spaltungen hat eine außergewöhnliche Wirkung: Sie gelangt sehr schnell zu den schmerzhaften Gefühlen und in der Folge zu gesünderer Selbstgeltung. Die Verarbeitung der ausgelösten Emotionen kann die starke Wirkung haben, die barsche Stimme des Kritikers weicher zu machen und den internalen Dialog des körperlichen Selbst-Ekels zu verändern. Oftmals sprechen Klienten nur sehr widerwillig über ihre Eltern, und vor allem über ihre Mütter, weil sie das Gefühl haben, dass sie selbst die Verantwortung für ihre Essstörungen übernehmen und nicht anderen die Schuld daran geben sollten.

Eine Klientin mit Magersucht, eine junge Frau, die von beiden Eltern sehr geliebt und geschätzt wurde, deren grundlegende maladaptive Emotion jedoch die Furcht vor dem Verlassenwerden war, formulierte im Erstgespräch ihre Verwunderung über ihre schwere Magersucht. Die Arbeit mit dem leeren Stuhl förderte Wut auf die Mutter zutage, zugleich aber auch die Furcht davor, dieser Wut Ausdruck zu verleihen, weil dies in Verlassenwerden enden könnte. Diese junge Frau wurde auch geschickt darin, ihre Selbstunterbrechungen auszusprechen, die im Wesentlichen diese Form annahmen: „Hör nicht auf den Therapeuten, denn wenn du gesund wirst, wird deine

Mutter weggehen." Es stellte sich heraus, dass der Ausbruch der Magersucht im Alter von zwölf Jahren damit zusammenfiel, dass sie unabsichtlich einen Teil einer Auseinandersetzung der Eltern mitgehört hatte, was sie glauben ließ, dass die Mutter sterben oder weggehen würde. Sie erinnerte sich ganz deutlich daran, dass sie zu diesem Zeitpunkt begann, Sachen zu machen, von denen sie glaubte, dass sie dieses Ereignis ganz sicher verhindern würden. Bei der Arbeit mit dem leeren Stuhl drückte sie ihre Wut auf ihre Eltern aus, die es zugelassen hatten, dass sich ihre Auseinandersetzung auf die ganze Familie und ihr eigenes Wohlbefinden auswirkte. Sie begann an der Entwicklung ihrer Fähigkeit zu arbeiten, als junge Erwachsene zu handeln, unabhängig von der Beziehung der Eltern.

Fazit

Die EFT basiert auf Prozessforschung, sie bietet eine Vielzahl von empirisch belegten Fertigkeiten. Dazu gehören Wahrnehmungsfertigkeiten, mit deren Hilfe verschiedene emotionale Verarbeitungsstile, verschiedene Emotionen und verschiedene Problemmarker unterschieden werden können, und unterschiedliche, für den Moment passende Interventionsfertigkeiten. Darüber hinaus sind Prinzipien emotionaler Veränderung, Veränderungsstadien und Prinzipien der Fallbestimmung skizziert worden. Diese Prozesse wurden in diesem Kapitel im Zusammenhang mit verschiedenen Störungsbildern besprochen. Kapitel 5 beschäftigt sich mit Forschung in der EFT.

5 Evaluation

Zur Wirksamkeit der emotionsfokussierten Therapie (EFT) und ihren unterschiedlichen Bestandteilen gibt es ausgedehnte Untersuchungen. Der Veränderungsprozess im Verlauf der EFT ist eingehender untersucht worden als jeder andere Behandlungsansatz (Elliot et al. 2004a). In diesem Kapitel geht es um die Untersuchungsgrundlage und die Bewertung dieses Ansatzes.

Evidenzbasierte Behandlung

Eine Reihe von randomisierten klinischen Studien (Elliott et al. 2004a; S. M. Johnson et al. 1999) haben die Wirksamkeit des EFT-Ansatzes in Einzel- und Paartherapien belegt. In drei Studien (Goldman et al. 2006; Greenberg / Watson 1998; Watson et al. 2003) erwies sich eine manualisierte Form der EFT bei Depressionen, die Prozess-erlebensorientierte Therapie (bei der Methoden der Emotionsaktivierung im Kontext einer empathischen Beziehung angewandt werden), bei der Behandlung von Depressionen als hochwirksam. Es hat sich herausgestellt, dass die EFT ebenso wirksam wie oder wirksamer als ein personzentriert empathischer und ein kognitiv-verhaltensbezogener Behandlungsansatz ist. Die letztgenannten Behandlungsmethoden haben sich zwar bei der Rückbildung von Depressionen als effektiv erwiesen, doch es zeigte sich, dass keine von beiden so positive Ergebnisse bei der Reduzierung interpersoneller Probleme erzielte wie die EFT. Darüber hinaus förderte die EFT mehr Symptomverbesserungen als die personzentrierte Behandlung und war bei der Rückfallverhinderung sehr erfolgreich (77 % Nicht-Rückfallquote; Ellison et al. 2009).

In der York-I-Depressions-Studie verglichen Greenberg und Watson (1998) die Wirksamkeit der EFT mit der der klientenzentrierten Therapie bei der Behandlung von 34 Erwachsenen mit Major Depression. Bei der klientenzentrierten Behandlung lag der Schwerpunkt auf Schaffung und

Aufrechterhaltung der Bedingungen für eine klientenzentrierte Beziehung und auf empathischer Resonanz – sie wird als ein zentrales Element der EFT gesehen. Die Behandlung nach den Prinzipien der EFT ergänzte die klientenzentrierte Behandlung um den Einsatz bestimmter Aufgaben, insbesondere der systematischen evozierenden Erschließung, des Focusing, der Zwei-Stuhl-Dialoge und der Arbeit mit dem leeren Stuhl. Zum Ende der Behandlung und auch bei einer Nachuntersuchung sechs Monate später ergab sich kein Unterschied in der Reduzierung depressiver Symptome. Bei der EFT zeigten sich zur Mitte der Behandlung bei der Depression und am Ende der Behandlung beim gesamten Niveau der Symptome, beim Selbstwerterleben und bei der Reduzierung interpersoneller Probleme jedoch bessere Ergebnisse. Es hatte also den Anschein, dass der zusätzliche Einsatz dieser spezifischen Aufgaben zum angemessenen Zeitpunkt im Laufe der Depressionsbehandlung die Besserung beschleunigten und verstärkten.

Die York-II-Depressions-Studie von Goldman und Kollegen (2006) war eine Neuauflage der York-I-Studie, bei der die Wirkung von klientenzentrierter Behandlung und EFT bei 38 Klienten mit Major Depression verglichen wurde. Es ergab sich eine vergleichbare Effektstärke von +.71 zugunsten der EFT. Dann wurden die Stichproben aus den beiden Studien kombiniert, um die Möglichkeit zu erhöhen, Unterschiede zwischen den Behandlungsgruppen zu finden, vor allem bei der Nachuntersuchung. Für die kombinierte Stichprobe wurden bei allen Veränderungsindices statistisch signifikante Unterschiede zwischen den Behandlungsverfahren gefunden, wobei die Unterschiede bei Nachuntersuchungen nach 6 und 18 Monaten bestehen blieben. Daraus ergeben sich weitere Beweise dafür, dass die Ergänzung einer klientenzentrierten Basisbeziehung um emotionsfokussierte Interventionen zu verbesserten Ergebnissen führt. Darüber hinaus – und das ist besonders wichtig – ging es der EFT-Gruppe bei der Nachuntersuchung 18 Monate später deutlich besser (Ellison et al. 2009). Überlebenskurven zeigten, dass 70 % der EFT-Klienten bis zur Nachuntersuchung überlebten (d. h. sie hatten keinen Rückfall), im Vergleich zu einer Überlebensquote von 40 % bei denjenigen, die ausschließlich mit dem Beziehungsverfahren therapiert worden waren.

Watson und Kollegen (2003) führten einen randomisierten klinischen Versuch durch, bei dem die EFT und das kognitiv-behaviorale Therapieverfahren bei Major Depression verglichen wurden. 66 Klienten nahmen an insgesamt 16 wöchentlichen psychotherapeutischen Sitzungen teil. Die beiden Gruppen zeigten keine signifikanten Ergebnisunterschiede in Bezug auf die Depression. Beide Verfahren erwiesen sich als effektiv, soweit es die Verbesserung des Depressionsniveaus der Klienten, ihres Selbstwerterlebens, ihres allgemeinen Disstresses und ihrer dysfunktionalen Einstellungen anging. Klienten, die mit der EFT behandelt wurden, waren am Ende der Behandlung jedoch deutlich selbstbewusster und weniger übermäßig anpassungswillig als Klienten, die nach dem kognitiv-behavioralen Verfahren behandelt wurden. Zum Schluss der Therapie zeigten Klienten in beiden Gruppen signifikant mehr emotionale Reflexion mit dem Ziel, emotional belastende Probleme zu lösen.

Emotionale Verletzungen

Die EFT für emotionale Verletzungen durch bedeutsame Personen ergab sich aus programmatischen Forschungen zu Leerer-Stuhl-Dialogen mit missbrauchenden bedeutsamen Personen, die interpersonelle Themen der Vergangenheit lösen sollten (Greenberg/Foerster 1996; Paivio/Greenberg 1995; Paivio et al. 2001). Bei diesen Behandlungen werden Konfrontationen mithilfe inszenierter Dialoge mit bedeutsamen Personen herbeigeführt. In zwei Studien (Greenberg et al. 2008; Paivio/Greenberg 1995) zeigte sich, dass emotionsfokussierte Therapien, die auf Loslassen und Verzeihen als Mittel zur Bewältigung emotionaler Verletzungen in der Vergangenheit abzielen, psychoedukativen Verfahren überlegen waren. Die emotionsfokussierte Traumatherapie (EFTT; Paivio/Pascual-Leone 2010) für erwachsene Überlebende von Kindesmissbrauch setzt mit der therapeutischen Beziehung und der emotionalen Verarbeitung von Trauma-Erinnerungen auf zwei eigenständige und überlappende Veränderungsprozesse. Sie hat sich als effektives Verfahren bei Missbrauch erwiesen (Paivio/Nieuwenhuis 2001). In einer Studie erreichten Klienten, die 20 Wochen lang mit der EFTT behandelt wurden, signifikante Verbesserungen in vielen Störungsbereichen. In einer anderen Studie zeigten Klienten mit aufgeschobener Behandlungsdringlichkeit minimale Verbesserungen während der Wartephase, zeigten jedoch nach der EFTT signifikante Verbesserungen, die mit denen der Gruppe in sofortiger Behandlung vergleichbar waren. Im Durchschnitt waren diese Wirkungen bei einer Nacherhebung neun Monate später weiterhin vorhanden (Paivio/Nieuwenhuis 2001; Paivio et al. 2001).

Paartherapie

Die emotionsfokussierte Paartherapie (Greenberg/Johnson 1988; S.M. Johnson 2004; Greenberg/Goldman 2008) kann Partnern helfen, grundlegende bindungs- und identitätsbezogene Emotionen zu erschließen und auszudrücken. Sie kann nachweislich zur größeren Zufriedenheit in einer Partnerschaft beitragen (S.M. Johnson/Greenberg 1985; S.M. Johnson et al. 1999). Dieser empirisch belegte Ansatz zur Paartherapie ist anerkanntermaßen einer der effektivsten Ansätze zur Lösung von Disstress innerhalb einer Beziehung (Alexander et al. 1994; Baucom et al. 1998; Johnson et al. 1999). In einer Meta-Analyse von sechs Studien zeigte die EFT eine Effektgröße von 1.3 mit Erholungsraten zwischen 70 % und 73 % (Johnson et al. 1999).

In einer vor kurzem durchgeführten Studie (Greenberg et al. 2010), die nicht in der Meta-Analyse enthalten war, erwiesen sich Interventionen nach dem Konzept der emotionsfokussierten Paartherapie zur Auflösung emotionaler Verletzungen als wirksam. 20 Paaren, die als ihre eigenen Wartekontrollgruppen fungierten, wurde eine Serie von zehn bis zwölf Therapiesitzungen angeboten. Das Ziel war es, ungelöste Wut und Schmerz nach einem Betrug, nach Verlassenwerden oder Identitätskränkungen aufzulösen, die die Partner im Verlauf von mindestens zwei Jahren nicht hatten auflösen können. Im Vergleich zu ihrem Befinden in der Wartephase schnitten behandelte Paare während der Behandlungsphase bei allen Ergebniskriterien wesentlich besser ab. Sie zeigten sowohl eine signifikante Verbesserung in dyadischer Zufriedenheit, Vertrauen und Versöhnlichkeit als auch eine Verbesserung bei den Kriterien Beschwerdesymptomatik und Therapieerwartungen. Außer beim Kriterium Vertrauen (in diesem Punkt verschlechterte sich der Zustand der verletzten Partner) waren die Veränderungen bei einer Nacherhebung drei Monate später für alle Kriterien erhalten geblieben. Am Ende der Behandlung hatten elf Paare ihrem Partner vollkommen verziehen, und sechs Paare hatten Fortschritte in Richtung Verzeihen gemacht, verglichen mit nur drei Paaren, die während der Wartephase Fortschritte in Richtung Verzeihen gemacht hatten. Die Ergebnisse legen den Schluss nahe, dass die EFT ein effektives Verfahren für die Linderung von Paarbeziehungsproblemen ist und Verzeihen innerhalb eines kurzen Zeitraumes fördert. Möglicherweise sind aber zusätzliche Sitzungen nötig, um dauerhafte Veränderungen zu bewirken.

Der Veränderungsprozess

Zusätzlich zu klinischen Versuchen zur EFT haben empirische Untersuchungen zur eigenständigen Rolle der Emotionen bei therapeutischen Veränderungen immer wieder belegt, dass es eine Verbindung zwischen der emotionalen Aktivierung während der Sitzungen und dem Ergebnis gibt. Menschen dabei zu helfen, dass sie ihre Emotionen nicht länger vermeiden, mit ihnen gemeinsam den Fokus auf Emotionen zu richten und diese im Rahmen einer Therapie zu erkunden hat sich unabhängig von der therapeutischen Ausrichtung als wichtiges Element bei therapeutischen Veränderungen erwiesen (Coombs et al. 2002; Jones / Pulos 1993). Prozess-Ergebnis-Studien zeigen eine enge Beziehung zwischen emotionalem Erleben während therapeutischer Sitzungen, das auf der Erlebensskala gemessen wird (Klein et al. 1969), und dem therapeutischen Gewinn in dynamischen, kognitiven und erlebensorientierten Therapien auf (Castonguay et al. 1996; Goldman et al. 2005; Orlinsky / Howard 1986; Silberschatz et al. 1986). Diese Untersuchungsergebnisse legen nahe, dass ein zentraler Bestandteil von Veränderungen in einer Therapie unabhängig vom therapeutischen Ansatz darin besteht, das eigene, körperlich empfundene Erleben zu verarbeiten und es in der Therapie tiefer zu erforschen.

Vom Standpunkt der Verhaltenstherapie aus gesehen gibt es ein Rezept für emotionale Verarbeitung: Erregung plus Gewöhnung an den Disstress auslösenden Stimulus und die Konfrontation mit neuen Informationen – mit anderen Worten, das Erleben alten Disstresses in der Gegenwart neuer Informationen, die durch Erleben im Moment entstehen. Nach der Auffassung einer erlebensorientierten Therapie dagegen sind Erregung, Akzeptanz und Toleranz emotionalen Erlebens notwendig, aber nicht ausreichend für Veränderungen. Zu einer optimalen emotionalen Verarbeitung gehört das schrittweise Erleben einer Abfolge von Emotionen plus die Integration von Kognition und Affekt (Greenberg 2002; Greenberg / Pascual-Leone 1995). Wenn der Kontakt zu emotionalem Erleben hergestellt ist, müssen die Klienten eine Folge von Emotionen durchlaufen, von sekundären über maladaptive zu adaptiven Emotionen. Sie müssen sich kognitiv auf dieses Erleben als Informationsquelle ausrichten, es erkunden, darüber nachdenken und seine Bedeutung verstehen. Ein Fokus auf das Erschließen von Bedürfnissen und die Schaffung von Bedeutung hilft schließlich, adaptive internale emotionale Ressourcen zu erschließen, und das hilft, die maladaptiven Zustände zu verändern, mit denen man Kontakt aufgenommen hat.

Erlebenstiefe, emotionale Erregung und Produktivität in der EFT

Die Vermutung, dass es wichtig ist, Emotionen Aufmerksamkeit zu widmen und ihre Bedeutung zu verstehen, wird von Prozess-Ergebnis-Untersuchungen zur EFT bei Depressionen bestätigt. Sie belegen, dass sich bei intensiverer emotionaler Erregung in der Mitte der Behandlung in Verbindung mit Nachdenken über die erregten Emotionen (Warwar / Greenberg 2000) und tieferer emotionaler Verarbeitung zu einem späten Zeitpunkt der Therapie (Pos et al. 2003) positive Behandlungsergebnisse voraussagen lassen. Intensive emotionale Erregung plus intensives Nachdenken über die erregten Emotionen machten den Unterschied zwischen positiven und negativen Ergebnisfällen aus, was den Stellenwert der Kombination von Erregung und Bedeutungskonstruktion belegt (Missirlian et al. 2005; Warwar 2005). Der Schlüssel zur Wirksamkeit der EFT liegt demnach in der Förderung der Art von emotionaler Verarbeitung, die Menschen hilft, ihre Emotionen zu erleben, sie zu akzeptieren und ihre Bedeutung zu verstehen.

Die York-Studien haben gezeigt, dass die Tiefe des Erlebens bei Kernthemen während der zweiten Hälfte der Therapie ein signifikanter Prädiktor für eine Reduzierung der Beschwerdesymptomatik und einen Anstieg im Selbstwerterleben war. Dadurch erklären sich 8 % bis 16 % der Ergebnisvarianz, zusätzlich zu dem, was durch frühes Erleben und das Arbeitsbündnis abgedeckt ist. Die Erlebenstiefe sagte jedoch keine Veränderungen bei interpersonellen Problemen voraus. Das Erleben vermittelt daher zwischen der individuellen Fähigkeit eines Klienten für frühes Erleben und einem positiven Ergebnis. Daraus leitet sich die Überlegung ab, dass die Vertiefung des Erlebens im Verlauf der Therapie einen spezifischen Veränderungsprozess darstellt, der ein integraler Bestandteil der Linderung von depressiven Störungen mithilfe von emotionsfokussierten Therapien ist. Darüber hinaus wiesen Adams und Greenberg (1996) einen Ergebnispfad nach. Dieser zeigte, dass die Tiefe des erlebensorientierten Fokus vonseiten des Therapeuten einen Einfluss auf die Erlebenstiefe des Klienten hat, die sich wiederum auf das Ergebnis auswirkt.

Eine nachfolgende Studie von Pos und Kollegen (2003) ergab, dass die Wirkung, die die emotionale Verarbeitung zu einem frühen Zeitpunkt in der Therapie auf das Behandlungsergebnis hat, durch emotionale Verarbeitung zu einem späten Zeitpunkt aufgehoben wird. In einer weiteren Studie von Pos und Mitarbeitern (2009), bei der das Verfahren der Pfadanalyse eingesetzt wurde, zeigte sich, dass emotionale Verarbeitung während der Arbeitsphase der beste unmittelbare Prädiktor für die Reduzierung depressiver und allgemeiner Symptome war. Damit ließ sich ein

Zuwachs an Selbstwerterleben direkt vorhersagen. Darüber hinaus wurde erwiesen, dass das therapeutische Bündnis deutlich zur emotionalen Verarbeitung und damit indirekt zum Ergebnis beitrug. Überraschenderweise sagte auch die beginnende therapeutische Beziehung (nach der ersten Sitzung gemessen) alle Ergebnisse voraus. Die von der EFT geäußerte Veränderungstheorie, nach der eine Zunahme an emotionaler Verarbeitung zu Veränderungen führt, wurde bestätigt. Es hat jedoch den Anschein, dass beginnende Therapieprozesse der Klienten ihren Therapieerfolg einschränken können.

Einer anderen Forschungslinie zu videogestütztem Rating emotionaler Erregung folgend untersuchte Warwar (2003) emotionale Erregung in der mittleren Phase der Therapie und emotionales Erleben in der frühen, mittleren und späten Therapiephase. Die emotionale Erregung wurde mithilfe der Client Emotional Arousal Scale III (Skala der emotionalen Erregung bei Klienten; Warwar / Greenberg 1999) gemessen. In dieser Studie wiesen Klienten, die in der mittleren Therapiephase höhere Werte erreichten, am Ende der Behandlung mehr Veränderungen auf. Erregung in der mittleren Phase sagte jedoch nicht nur Ergebnisse voraus. Die Fähigkeit der Klienten, internales Erleben für Bedeutungsschaffung und Problemlösung einzusetzen, die vor allem in der späten Behandlungsphase anhand von Erleben gemessen wurde, führte zu einer Vergrößerung der Ergebnisvarianz über die Skalenwerte der Mittelphase hinaus. Diese Studie belegte also, dass eine Kombination aus emotionaler Erregung und Erleben ein besserer Ergebnisprädiktor ist als einer von beiden Indices für sich genommen.

In einer Studie wurden die Klientenberichte über erlebte emotionale Intensität während der Therapiesitzung untersucht. Dabei fand Perepeluk (2003) heraus, dass es keine Verbindung gab zwischen Klientenberichten über Emotionen, die sie während der Sitzung erlebt hatten, und positiver therapeutischer Veränderung. Bei Erregungsbewertungen von Videoaufzeichnungen von Therapieabschnitten stellte man zwischen Klientenberichten über Emotionen, die sie während der Sitzung erlebt hatten, und tatsächlich ausgedrückten Emotionen eine Diskrepanz fest.

Eine Klientin gab z.B. an, während der Sitzung intensiven emotionalen Schmerz erlebt zu haben. Ihr Grad der ausgedrückten emotionalen Erregung wurde bei videogestützten Fremdbewertungen der emotionalen Erregung jedoch als sehr niedrig eingestuft.

In einer Studie zur Häufigkeit emotionaler Erregung stellten Carryer und Greenberg (2010) fest, dass eine mäßige Häufigkeit erhöhter emotionaler Erregung wesentlich zu einer Vergrößerung der vom therapeutischen

Bündnis vorhergesagten Ergebnisvarianz beitrug. Bis zu diesem Punkt hatten sich unsere Studien im Bereich der Prozessforschung auf eine direkt lineare Beziehung zwischen Prozess und Ergebnis konzentriert. Diese Studie zeigte jedoch, dass ein mäßig bis hoch erregter emotionaler Ausdruck, der mit einer Häufigkeit von 25 % auftrat, das Ergebnis äußerst genau vorhersagte. Abweichungen der Häufigkeit nach unten, die auf einen Mangel an emotionalem Engagement hinwiesen, standen mit negativen Ergebnissen im Zusammenhang. Dagegen belegten Abweichungen der Häufigkeit nach oben, dass ein exzessives Maß an hoch erregten Emotionen ebenfalls negativ mit positiven therapeutischen Ergebnissen zusammenhing. Das legt den Schluss nahe, dass es prädiktiv für ein positives Ergebnis ist, wenn man den Klienten ein intensives und volles Niveau emotionalen Ausdrucks erreichen lässt, solange der Klient dieses Niveau des emotionalen Ausdrucks nicht zu lange und nicht zu oft aufrechterhält. Die Häufigkeit, mit der ein Klient nur ein minimales oder geringfügiges Erregungsniveau erreichte, erwies sich darüber hinaus als Prädiktor für ein negatives Ergebnis. Man kann also sagen, dass Ausdruck, der auf dem Weg zum Ziel – erhöhter Ausdruck emotionaler Erregung – ist, es aber nicht erreicht oder der eine Unfähigkeit widerspiegelt, volle Erregung auszudrücken, und möglicherweise auf eine Unterbrechung der Erregung hindeutet, als nicht wünschenswert erscheint.

Eine weitere Studie machte einen Unterschied zwischen produktiver und unproduktiver Erregung. In einer intensiven Untersuchung von vier negativen und vier positiven Ergebnisfällen fanden Greenberg und Kollegen (2007) keine signifikante Beziehung zwischen dem Ergebnis und der Häufigkeit höherer Grade von ausgedrückter emotionaler Erregung, die über den gesamten Behandlungszeitraum gemessen wurde. Sie stellten jedoch fest, dass die Produktivität von hoch erregtem emotionalen Ausdruck ein hervorragender Prädiktor des Ergebnisses war. In der oben erwähnten Studie wurde produktive emotionale Erregung als Maßstab angesetzt. Dieses Verfahren wurde weiterentwickelt und ihre Vorhersagevalidität an einer Stichprobe von 74 Klienten der York-Depressions-Studien (Auszra et al. 2007) getestet. Emotionale Produktivität wurde als eine Verfassung definiert, in der ein Mensch in achtsamem Zustand einer gegenwärtig aktivierten Emotion gewahr ist, und sie wurde in Bezug auf die folgenden sechs Merkmale operationalisiert: Symbolisierung, Kongruenz, Akzeptanz, Wirksamkeit, Regulierung und Differenzierung. Es stellte sich heraus, dass die emotionale Produktivität sich von der Eingangsphase der Behandlung zur Arbeits- und Abschlussphase hin steigerte. Die emotionale Produktivität in der Arbeitsphase sagte 66 % des Behandlungsergebnisses vorher, über die Varianz hinaus, die auf die emotionale Produktivität der Eingangsphase, das therapeutische Bündnis in der vierten Sitzung und hohe ausgedrückte emotionale Erregung in der Arbeitsphase der Behandlung entfielen. Diese Ergebnisse zeigten auf, dass die produktive Verarbeitung der Emotionen von allen bisher untersuchten Variablen der beste Prädiktor für Ergebnisse war.

Zusätzlich zu der oben angeführten Studie über Erregung und Erleben fanden Greenberg und Pedersen (2001) heraus, dass die Lösung zweier zentraler emotionsfokussierter therapeutischer Aufgaben während der Therapiesitzungen das Ergebnis zum Abschluss der Behandlung und bei der Nacherhebung 18 Monate später sowie (und das war das Wichtigste) die Wahrscheinlichkeit eines Nichtrückfalls in der Zeit zwischen Behandlung und Nacherhebung vorhersagte. Beide dieser Kernaufgaben, die Lösung von Spaltungen und unerledigten Themen, beinhalten die Förderung einer Restrukturierung der grundlegenden schemabasierten emotionalen Erinnerungen und Reaktionen. Diese Ergebnisse bestätigen die Annahme, dass eine tiefere emotionale Verarbeitung und schemabasierte emotionale Restrukturierung während einer Therapie zu nachhaltigeren Veränderungen führen.

In Studien zur EFTT hat sich gezeigt, dass gute Klientenfortschritte zu einem frühen Zeitpunkt in der Traumatherapie besonders wichtig sind. Sie stellen die Weichen für die Behandlung und lassen viel Zeit, Emotionen im Zusammenhang mit traumatischen Erinnerungen zu erkunden und zu verarbeiten (Paivio et al. 2001). Eine praktische Auswirkung dieser Untersuchung ergibt sich aus der Erkenntnis, wie wichtig es ist, zu einem frühen Zeitpunkt in der Therapie die emotionale Konfrontation der Klienten mit schmerzhaften Erinnerungen zu fördern. Emotionale Erregung während einer Reizkonfrontation in-sensu scheint ein Teil des Veränderungsmechanismus zu sein. Alles in allem legen die Untersuchungsergebnisse eine Einflusskette auf den Grad nahe, bis zu dem Traumaklienten Emotionen verarbeiten: Zuerst besteht in der Schwere der Traumasymptome ein begrenzender Faktor für die Förderung emotionaler Erregung und Verarbeitung, dann folgt eine frühe Konfrontation im Rahmen von Reizkonfrontationsaufgaben und schließlich die Wiederholung von Expositionsaufgaben im Laufe der Therapie. Alle haben eine sukzessiv-kumulative Wirkung auf die Funktionsweise bei der Ergebnismessung (Paivio et al. 2001).

In einer anderen Studie zur EFTT stellten Forscher fest, dass die Kompetenz eines Therapeuten beim Herbeiführen einer Reizkonfrontation in-sensu in Form eines Leerer-Stuhl-Dialogs bessere Verarbeitung durch den Klienten vorhersagte. Erwachsene Überlebende von Kindesmissbrauch, die an Leerer-Stuhl-Dialogen teilnahmen, erlebten darüber hinaus eine Verminderung interpersoneller Probleme. Dieses Ergebnis war unabhängig von der therapeutischen Beziehung (Paivio et al. 2004). Diese wichtigen Untersuchungsergebnisse passten zu denen, die sich bei Untersuchungen zu EFT für Depressionen ergeben hatten. Sie wiesen nach, dass ein tieferes Niveau des emotionalen Erlebens über die therapeutische Beziehung hinaus eine heilende Wirkung hatte (Pos et al. 2003). Emotionale Prozesse wurden auch in zwei kontrollierten Studien zur Lösung emotionaler Verletzungen und interpersoneller Probleme untersucht. Die emotionale Erregung während einer imaginären Begegnung mit einer bedeutsamen Person stellte einen Prozessfaktor dar, der die EFT von der psychoedukativen Behandlungsmethode unterschied und im Zusammenhang mit dem Ergebnis stand (Greenberg/Malcolm 2002; Greenberg et al. 2008; Paivio/Greenberg 1995).

Untersuchungen zur Paartherapie bestätigen die Rolle, die emotionales Gewahrsein und emotionaler Ausdruck in befriedigenden Beziehungen und für Veränderungen im Rahmen einer Therapie spielen. Paare, die in einer Therapie höhere Grade emotionalen Erlebens aufwiesen, während der Schuld zuweisende Partner zugleich eine abgemilderte Haltung einnahm, legten bei ihren Interaktionen eine affiliativere Verhaltensweise an den Tag. Sie beendeten die Therapie mit mehr Zufriedenheit als Paare, die einen niedrigeren Erlebensgrad zeigten (Greenberg et al. 1993a; S.M. Johnson/Greenberg 1988; Makinen/Johnson 2006). Eine ähnliche Wirkung des Ausdrucks zugrunde liegender Emotionen ließ sich bei der Lösung von Familienkonflikten beobachten (Diamond/Liddle 1996). Das Aufdecken zugrunde liegender verletzlicher Emotionen steht auch bei der emotionsfokussierten Paartherapie im Zusammenhang mit Sitzungsergebnissen und dem abschließenden Ergebnis der Therapie. In einer anderen Studie (McKinnon/Greenberg 2009) zeigte sich, dass Paare die Sitzungen, in denen zugrunde liegende verletzliche Emotionen aufgedeckt wurden, auf einer generellen Bewertungsskala von Sitzungsergebnissen deutlich positiver bewerteten als die Kontrollsitzungen. In Sitzungen, in denen zugrunde liegende verletzliche Emotionen aufgedeckt wurden, schnitten die Partner in den Bereichen „Problemlösung“ und „Verständnis“ außerdem wesentlich besser ab als die Partner in Sitzungen, in denen Emotionen nicht aufgedeckt wurden. Das Aufdecken zugrunde liegender verletzlicher Emotionen wurde mit einer wesentlich größeren Steigerung der Beziehungszufriedenheit am Ende der Behandlung assoziiert.

Schlussfolgerungen der Prozess-Ergebnis-Forschung

Die Ergebnisse psychotherapeutischer Forschungen belegen, dass bestimmte Arten von therapeutisch geförderter emotionaler Bewusstheit und Erregung, wenn sie in einem unterstützenden zwischenmenschlichen Kontext ausgedrückt werden, in Verbindung mit einer gewissen bewussten kognitiven Verarbeitung des emotionalen Erlebens wichtig für therapeutische Veränderungen sind. Dies wurde für bestimmte Klassen von Menschen und Problemen bewiesen. Zudem wurde bewiesen, dass Emotionen sowohl adaptiv als auch maladaptiv sind. In einer Therapie müssen Emotionen bisweilen erschlossen und als Richtschnur eingesetzt werden – zu anderen Zeiten sollten sie reguliert und modifiziert werden. In einer Therapie spielt die kognitive Emotionsverarbeitung eine Doppelrolle: entweder hilft sie, die Bedeutung von Emotionen zu verstehen oder sie zu regulieren.

Es kann keine allgemeingültige Aussage darüber geben, wie effektiv es ist, Emotionen zu erregen oder emotionalen Ausdruck zu evozieren. Emotionale Erregung und emotionaler Ausdruck mögen zwar hilfreich sein, beides ist jedoch weder in einer Therapie noch im Leben immer nützlich (Greenberg et al. 2001). Zunächst stellt sich die Frage, ob die Emotionen eines Klienten über- oder unterreguliert sind und ob die Emotionen ein Zeichen für Disstress oder für die Arbeit an Disstress sind (Greenberg 2002; Kennedy-Moore / Watson 1999). Die Rolle der Erregung und der Grad, bis zu welchem sie in einer Therapie von Nutzen sein kann, hängt auch von der Emotion ab, die ausgedrückt wird, von wem, zu welchem Thema und wie sie ausgedrückt wird. Wichtig ist auch, wem gegenüber, wann und unter welchen Bedingungen sie ausgedrückt wird und auf welche Weise anderes emotionales Erleben und Bedeutungsschaffung auf den emotionalen Ausdruck folgen (Greenberg 2002; Whelton 2004). Es ist nicht die Erregung allein, sondern die Art und Weise, wie die erregte Emotion verarbeitet wird, die am prädiktivsten für das Ergebnis ist. Klienten, die ihrer Emotionen auf achtsame Weise gewahr sind, schneiden im Vergleich zu anderen Klienten am besten ab. Die Beweislage legt den Schluss nahe, dass die emotionale Erregung der Wegbereiter für emotionale Verarbeitung ist. Das bedeutet, damit effektive emotionale Verarbeitung stattfinden kann, muss das Disstress auslösende affektive Erleben aktiviert und vom Klienten gespürt werden. Erregung scheint für therapeutische Fortschritte wesentlich, aber nicht notwendigerweise ausreichend zu sein.

Untersuchungen zu einem Prozess emotionaler Veränderung

Aus einer Aufgabenanalyse der Schritte emotionaler Verarbeitung, die zur Auflösung allgemeinen Disstresses gehören, entstand ein Modell einer korrigierenden Erfahrung. Dazu gehörte es, vom Ausgangspunkt des allgemeinen Disstresses über Furcht, Scham und aggressive Wut zu negativen Selbstbewertungen und zu dem zentralen Schritt der Artikulation von Bedürfnissen zu gehen. Die Auflösung von allgemeinem Disstress beinhaltete die Bewegung hin zu selbstbewusster Wut, Selbstberuhigung, Verletzung und Trauer (A. Pascual-Leone / Greenberg 2007). Mit der Classification of Affective-Meaning States (Klassifizierung der Zustände affektiver Bedeutung; A. Pascual-Leone / Greenberg 2007) wurde ein Messinstrument entwickelt, das die Modellkomponenten benennt. Allgemeiner Disstress wurde als eine unverarbeitete Emotion mit hohem Erregungs- und niedrigem Bedeutungsgrad beschrieben. Das Modell wurde mit 34 Klienten als Stichprobe getestet, die an allgemeinem Disstress litten. Die Ergebnisse zeigen, dass das Modell emotionaler Verarbeitung Ergebnisse innerhalb der Sitzungen vorhersagte und dass die einzelnen Emotionen, die im Modell beschrieben wurden, nach und nach in einer vorhergesagten Abfolge auftraten.

Mittlere Modellkomponenten, die den Stand der persönlichen Bewertung und Neubewertung widerspiegeln, erwiesen sich als der kritische Punkt, an dem zwischen positiven und negativen Ergebnissen während einer Sitzung entschieden wurde. Aussagen negativer Selbstbewertung über das Selbst und die Erfahrung von Furcht oder Scham tauchten tatsächlich in derselben Anzahl gelöster und ungelöster Ereignisse allgemeinen Disstresses auf. Eine tief empfundene Aussage, die ein Bedürfnis ausdrückte, sich wertvoll, liebenswert, sicher oder lebendig zu fühlen, war jedoch prädiktiv für Ergebnisse während einer Sitzung.

Dieses Untersuchungsergebnis deckt sich mit dem von der EFT entwickelten Modell der theoretisch artikulierten Veränderungsschritte (Greenberg / Paivio 1997). Sie bestätigen die von der EFT vertretene Auffassung, dass der Ausdruck eines „tief empfundenen Bedürfnisses" – ein Wunsch nach Bindung, Wertschätzung, persönlicher Wirksamkeit oder Überleben –, in dem das Bedürfnis verkörpert und tief gefühlt wird, der Schlüssel zu tieferem adaptiven emotionalen Erleben ist (Greenberg 2002; Greenberg / Paivio 1997; Greenberg et al. 1993b). Eine weitere, von A. Pascual-Leone (2009) durchgeführte Studie zu diesem Modell untersuchte, wie dynamische emotionale Verlagerungen sich nach und nach aufbauten und so während der Sitzungen zu einem Zuwachs an emotionaler Verarbeitung führten. Er zeigte, dass effektive emotionale Verarbeitung in einem Zusammenhang mit einer stetigen Vorwärtsbewegung durch die Schrittfolge bis hin zur Auflösung stand. Diese Vorwärtsbewegung lässt sich mit „zwei Schritte vor, ein Schritt zurück" beschreiben. Es zeigte sich auch, dass Auflösungsereignisse immer kürzere emotionale rückwärtsgewandte Zusammenbrüche hatten, während für negative Ereignisse während der Sitzungen das Gegenteil galt.

Untersuchungen zu spezifischen therapeutischen Aufgaben

Über die allgemeinen therapeutischen Prozesse hinaus, die in den vorangegangenen Abschnitten beschrieben wurden, hat es Untersuchungen zu mehreren Schlüsselaufgaben der EFT gegeben. Jede dieser Aufgaben wird durch ein bestimmtes Zeichen (Marker) charakterisiert, mit dem der Klient seine Bereitschaft signalisiert; durch eine Abfolge von Handlungen des Therapeuten und von Mikroprozessen, die der Klient in den Sitzungen durchläuft; und durch die Festlegung erfolgreicher Auflösung (Greenberg et al. 1993b). Es folgt eine Darstellung der wichtigsten Methoden.

Zwei-Stuhl-Dialog für Konfliktspaltungen

Intensive Analysen des Veränderungsprozesses des Klienten beim Zwei-Stuhl-Dialog führten zu der Entwicklung eines Modells, das die wesentlichen Komponenten der Auflösung von Spaltungen beschrieb (Greenberg 1979; 1980). Greenberg und Webster (1982) zeigten, dass ein Besänftigen des strengen Kritikers beim Zwei-Stuhl-Dialog die Auflösung reduzierter Konflikte vorhersagte. Mackay (1996) bestätigte Greenbergs (1983) Drei-Stufen-Modell erfolgreicher Arbeit mit Zwei-Stuhl-Dialogen durch weitere empirische Ergebnisse. Dieses Modell besteht aus Widerstand (Konflikt), Verschmelzung (Abmilderung und gegenseitiges Verstehen) und Integration (Synthese oder Verhandlung über für beide Seiten zufriedenstellende Kompromisse). Sicoli und Hallberg (1998) untersuchten, wie sich neue Klienten bei der Arbeit mit einer Gestaltvariante des Zwei-Stuhl-Dialogs verhielten. Die Gegenwart von „Wünschen und Bedürfnissen" war in Sitzungen, in denen der Kritiker besänftigt wurde, insgesamt signifikant größer als in Sitzungen ohne Besänftigung. Whelton und Greenberg (2005) dagegen fanden heraus, dass ein hoher Grad an Verachtung und geringe Widerstandsfähigkeit in der Reaktion auf den Kritiker im Zusammenhang mit einer Neigung zu Depressionen stand.

Leerer-Stuhl-Dialog bei unerledigten Themen

In zwei vorläufigen Studien erwies sich der Leerer-Stuhl-Dialog als effektiver für die Auflösung unerledigter Themen als Empathie. Dies galt sowohl für Prozesse im Verlauf der Sitzungen als auch für Messungen von Sitzungsergebnissen (Greenberg/Foerster 1996). In einer kontrollierten Studie über die Wirksamkeit des Leerer-Stuhl-Dialogs für die Auflösung unerledigter Themen fanden Paivio und Greenberg (1995) heraus, dass der Einsatz einer Leerer-Stuhl-Intervention für die Reduzierung von Symptom- und interpersonellem Disstress, für die Reduzierung von Unbehagen im Zusammenhang mit Eingangserwartungen und für die Auflösung von unerledigten Themen wesentlich effektiver war als eine psychoedukative Gruppenintervention. Beutler und Kollegen (1991) wiesen nach, dass eine expressive Form dieses Dialogs bei der Arbeit mit Schmerz und Depressionen effektiv sein kann, wenn man es mit Menschen mit überkontrollierter Wut zu tun hat.

Intensive Analysen des Veränderungsprozesses bei Klienten, die sich im Verlauf von Leerer-Stuhl-Dialogen ergaben, führten zur Entwicklung eines Modells der für die Auflösung unerledigter Themen wesentlichen Komponenten (Greenberg 1991; Greenberg/Foerster 1996). Dieses Modell spezifizierte eine Reihe von Komponenten, die zur Auflösung führen. Während des Auflösungsprozesses bewegt sich der Klient durch den Ausdruck von Vorwürfen, Beschwerden und Verletzung hin zu Erregung und Ausdruck von ungelösten Emotionen und schließlich zur Mobilisierung eines bisher unerfüllten interpersonellen Bedürfnisses. In erfolgreicheren Dialogen verlagert sich der Blick auf den anderen, und der andere wird neu und anders inszeniert. Die Auflösung geschieht schließlich dadurch, dass der Klient eine selbstbestätigendere Haltung einnimmt und den imaginären anderen entweder versteht und ihm möglicherweise verzeiht oder ihn verantwortlich macht.

Greenberg und Foerster (1996) kamen zu der Erkenntnis, dass vier Verhaltenskomponenten des Modells – intensiver Ausdruck von Gefühlen, Ausdruck von Bedürfnis, Verlagerung in der Repräsentation des anderen und Selbstwertschätzung oder Verstehen des anderen – zwischen gelungener und nicht gelungener Auflösung entschieden. McMain (1996) stellte fest, dass eine Veränderung in der Repräsentation des Selbst ein erfolgreiches Ergebnis vorhersagte. Es waren vor allem ein Zuwachs an Selbstautonomie, Selbstbeziehung und positiven Reaktionen des Selbst in Bezug auf die bedeutsame Person, von denen jede das posttherapeutische Behandlungsergebnis und das Ergebnis der Nachuntersuchung vier Monate später vorhersagten. Das Geltendmachen von Bedürfnissen galt also als ein besserer Prädiktor des Therapieergebnisses als die neue Sicht auf den anderen. Dies lag teilweise daran, dass die Auflösung in Fällen von Missbrauch auch dann eintreten kann, wenn die Sicht auf den anderen unverändert bleibt (McMain 1996; McMain et al. 1996). Bei einer Untersuchung mit derselben Stichprobe kamen Paivio und Bahr (1998) zu dem Ergebnis, dass interpersonelle Probleme zu Beginn der Behandlung die therapeutische Beziehung vorhersagten.

Wie Greenberg und Malcom (2002) zeigten, erlebten Klienten, die ihre unerledigten Themen mit einer bedeutsamen Person getreu des Modells auflösten, wesentlich größere Verbesserungen in den Bereichen Symptom-Disstress, interpersonellen Problemen, Selbstbeziehung, Grad der unerledigten Themen und Veränderung in Bezug auf die Eingangserwartungen. Das legt den Schluss nahe, dass die zur Auflösung führenden Komponenten einen klinisch wichtigen Prozess aufgreifen, der im Zusammenhang mit dem Ergebnis steht. Davon abgesehen zeigte sich, dass eine signifikant größere Anzahl von Klienten aus der Gruppe mit aufgelösten unerledigten Themen intensive Emotionen ausdrückte. Darüber hinaus erlebten fast alle Klienten aus der Gruppe mit Auflösungen die Mobilisierung eines interpersonellen Bedürfnisses und eine Verlagerung ihrer Sicht des anderen, während in der Gruppe ohne Auflösung kein Klient eine solche Verlagerung erlebte. Diese Ergebnisse beweisen, wie wichtig emotionale Erregung bei dieser Aufgabe ist. Sie deuten darauf hin, dass die Klienten, die bisher unerfüllte interpersonelle Bedürfnisse identifizierten und ausdrückten und eine Verlagerung ihrer Sicht des anderen erlebten, sich stärker veränderten als diejenigen, bei denen diese Prozesse nicht stattfanden.

In einer Studie über Kindesmisshandlungen entdeckten Paivio und Kollegen (2001), dass es signifikante Ergebnisunterschiede zwischen Klienten gab, je nachdem, ob sie sich stark oder kaum mit Reizkonfrontationen in-sensu in Form von Leerer-Stuhl-Dialogen auseinandersetzten. Diejenigen, die sich intensiv auseinandersetzten, erreichten eine deutlich größere Auflösung von Themen mit misshandelnden oder vernachlässigenden bedeutsamen Personen und reduzierten ihr Unbehagen in Bezug auf aktuelle, missbrauchbezogene Eingangserwartungen. Gemeinsam belegen alle in diesem Abschnitt dargestellten Studien, dass der Grad der Klientenaktivität in dem Bereich „Ausdruck von Emotionen und unerfüllten Bedürfnissen" während der Arbeit mit dem leeren Stuhl die erfolgreiche Auflösung unerledigter Themen mit bedeutsamen Personen vorhersagt.

Evozierendes Erschließen problematischer Reaktionen

Mithilfe von videogestütztem Process Recall gelangten Watson und Rennie (1994) an Berichte von Klienten über ihr subjektives Erleben während der Erkundung problematischer Reaktionen. Sie stellten fest, dass die Klienten zwischen zwei Hauptaktivitäten wechselten: symbolischer Repräsentation ihres Erlebens und reflexiver Selbstbetrachtung. Watson (1996) fand außerdem heraus, dass Sitzungen, in denen Auflösungen stattfanden, im Vergleich zu Sitzungen ohne Auflösungen durch ein hohes Maß an referentieller Aktivität gekennzeichnet waren. Sie trat auf, wenn Klienten problematische Situationen beschrieben und dann sofort eine emotionale Reaktion differenziert wahrnahmen. In diesen Sitzungen berichteten Klienten auch von einer Stimmungsveränderung unmittelbar nach lebhaften Schilderungen der problematischen Situation. Diese beiden Studien heben zwei wichtige Punkte hervor: die Rolle, die lebhafte Schilderungen bei der Förderung emotionaler Erregung bei Klienten im Laufe von Sitzungen spielen, und die Rolle der Selbstreflexion im Veränderungsprozess. Diese Ergebnisse validieren die Annahme, dass sowohl das erneute lebhafte Eintreten des Klienten in die Situation als auch seine darauffolgende differenzierte Wahrnehmung des Erlebens notwendige, aber unterschiedliche Aspekte eines produktiven therapeutischen Prozesses sind. Besonders für die Auflösung problematischer Reaktionen sind sie wichtige Schritte (Greenberg et al. 1993b; Rice / Saperia 1984).

Focusing-Techniken bei unklarem oder schmerzhaftem Felt Sense

Studien in Japan, Nordamerika und Europa haben Faktoren untersucht, die die Wirksamkeit von Focusing unterstützen. So berichtete Hendricks (2009), dass es Klienten half zu fokussieren, wenn sie „einen Raum schaffen“ und „eine gute Distanz finden“ konnten und einen Zuhörer hatten, dem sie ihr Erleben schildern konnten. Iberg (1996) fand heraus, dass 75 % der positiven klientenzentrierten Sitzungen Schritte der Focusing-Technik enthielten, während dies bei nur 33 % der negativen Sitzungen der Fall war. Leijssen (1996) untersuchte darüber hinaus, ob man Langzeitklienten, die in ihrer Therapie zu stagnieren schienen, Focusing-Techniken beibringen könnte, um ihren Grad des Erlebens zu intensivieren. Sie untersuchte vier Klienten und stellte fest, dass zwei von ihnen ihren Grad des Erlebens vertieften. Die beiden Klienten, die nach dem Focusing-Training auf ihren vorherigen Grad des Erlebens zurückfielen, gaben dahingegen übereinstimmend an, sich mit ihren regulären Therapeuten nicht wohlzufühlen, und wollten die Arbeit mit den Focusing-Trainern fortsetzen. Klienten mit niedrigem Grad des Erlebens taten sich offenbar schwer mit dem Erlernen der Fertigkeiten. Daher bedarf es einer ständigen Prozesslenkung, damit Focusing stattfinden und aufrechterhalten werden kann (Leijssen et al. 2000).

Narrative Prozesse

Studien zu narrativen Sequenzen in der EFT haben interessante Muster aufgedeckt, die mit positiven Ergebnissen im Zusammenhang stehen (Angus et al. 1999; Lewin 2000). Angus und Kollegen (1999) stellten fest, dass wahrnehmungsprozess- und klientenzentrierte (Toukmanian 1992), emotionsfokussierte und psychodynamische Therapiedyaden sich in Bezug auf die Anzahl und die Art der narrativen Sequenzen (external, internal, reflexiv) stark voneinander unterschieden. Genauer gesagt dominierte in den psychodynamischen Therapiesitzungen ein Muster von reflexiven (40 %) und externalen (54 %) narrativen Sequenzen. Dabei arbeiteten Therapeut und Klient an einem Prozess der Bedeutungskonstruktion (reflexiv), der mit den Schilderungen vergangener und gegenwärtiger episodischer Erinnerungen (external) verknüpft war. Im Vergleich dazu zeigten die EFT-Dyaden ein Muster internaler (29 %) und reflexiver (46 %) narrativer Sequenzen. In diesen arbeiteten Klient und Therapeut an einem Prozess differenzierter Wahrnehmung emotionalen Erlebens (internal) und generierten während der Therapiestunde ein neues Verständnis dieser Erfahrungen (reflexiv). Im Vergleich zu den anderen beiden Dyaden waren die internalen narrativen Sequenzen in den EFT-Sitzungen im Verhältnis dreimal höher als in den klientenzentrierten Sitzungen und fünfmal höher als in den psychodynamischen Sitzungen. Das vorrangige Ziel der EFT ist es, Klienten bei der Entwicklung differenzierterer und funktionalerer emotionaler Schemata zu helfen. Die Ergebnisse dieser Analysen belegen, wie dieses Ziel erreicht wird: Der Fokus wechselt zwischen der Erkundung erlebensbezogener Zustände (internaler narrativer Modus) durch den Klienten und daran anschließenden bedeutungsschaffenden Nachfragen (reflexiver narrativer Modus), in denen neue Gefühle, Überzeugungen und Haltungen verstanden werden.

Die klientenzentrierte Therapiedyade zeigte ein Muster aufeinanderfolgender reflexiver narrativer Sequenzen (54 %), die über Themensegmente hinweg auftraten. In diesen arbeiteten Klient und Therapeut an erweiterten reflexiven Analysen sowohl von Lebensereignissen (external, 36 %) und in einem geringeren Maße von emotionalen Erfahrungen (internal, 19 %). Die

Verkettung der reflexiven narrativen Sequenzen mit anderen Arten narrativer Sequenzen schien eine erweiterte Klientennachfrage in grundlegende selbstbezogene Themen zu erleichtern, bei der automatische Verarbeitungsmuster erkannt und in Frage gestellt wurden.

Eine weitere Studie zeigte, dass bei EFT-Therapeuten mit positiven Ergebnissen die Wahrscheinlichkeit, Klienten zu emotionsfokussierten und reflexiven narrativen Modi zu bringen, zweimal so hoch war wie bei EFT-Therapeuten mit negativen Ergebnissen (Lewin 2000). Darüber hinaus initiierten depressive Klienten mit positivem Ergebnis mehr Verlagerungen zu emotionsfokussierten und reflexiven Diskursen als Klienten mit negativem Ergebnis. Depressive Klienten, die in einer erlebensorientierten Kurztherapie positive Ergebnisse erzielten, verbrachten nachweislich signifikant mehr Zeit mit reflexiven und emotionsfokussierten Diskursen als Klienten mit negativem Ergebnis. Mit diesen Untersuchungsergebnissen wird die Bedeutung von Emotionen und reflexiven Prozessen für die Behandlung von Depressionen empirisch gestützt.

Honos-Webb und Kollegen (1998) wandten bei zwei EFT-Klienten die Assimilation of Problematic Experience Scale (APES – Skala zur Assimilation problematischer Erfahrungen) an, von denen einer ein positives Therapieergebnis und der andere ein relativ negatives Ergebnis hatte. Die Skala misst den Grad der Assimilation einer besonders problematischen Erfahrung (Stufe 0 – Warded Off, abgewehrt; Stufe 7 – Mastery, Kontrolle). Eine qualitative Analyse der Transkripte des erfolgreichen Klienten zeigte, dass die Assimilation im positiven Fall im Laufe der Zeit in mindestens drei Bereichen problematischer Erfahrungen eintrat. Die Analyse dreier Themen in der weniger erfolgreichen Therapie legte nahe, dass die Assimilation abgeblockt wurde. In einer weiteren qualitativen Assimilationsanalyse des erfolgreichen Falles exzerpierten die Forscher 43 relevante Passagen, die zwei Hauptthemen verfolgten, und bewerteten jede Passage auf der APES (Honos-Webb et al. 1999). Die APES-Bewertungen zeigten einen Anstieg im Therapieverlauf, wie es bei einer erfolgreichen Therapie zu erwarten war. In dieser Studie wurde ersichtlich, wie die dominante „Superwoman"-Stimme der Klientin eine Stimme der Bedürfnisse und der Schwäche assimilierte. Dagegen assimilierte ihre dominante „Liebes Mädchen"-Stimme eine Stimme der Rebellion und der Selbstbehauptung und brachte eine komplexere und flexiblere Gemeinschaft von Stimmen im Selbst hervor. Dies wurde als Unterstützung einer entstehenden Formulierung des Selbst als einer „Gemeinschaft der Stimmen" interpretiert, die Vielfalt und Toleranz unter den verschiedenen Selbstaspekten oder Stimmen erleichterte und so zu einer Reformulierung des Therapieziels führte.

Beziehungsorientierte Faktoren

Die Verbindung zwischen Therapieergebnis einerseits und Empathie und Arbeitsbündnis andererseits stellt in der psychotherapeutischen Forschungsliteratur das Untersuchungsergebnis dar, für das es die meisten empirischen Nachweise gibt (Bohart et al. 2002; Horvath / Greenberg 1994). In einer kürzlich durchgeführten Meta-Analyse der allgemeinen Verbindung zwischen Empathie des Therapeuten und dem Ergebnis des Klienten stellten Bohart und Kollegen (2002) fest, dass es bei sechs der Studien um erlebensorientierte Therapieverfahren ging und die durchschnittliche Assoziation von Empathie zu Ergebnis .25 betrug. Dieser Wert bewegt sich in derselben Größenordnung wie der gesamte Stichprobenwert. In einer Studie über Beziehungsbedingungen und therapeutisches Bündnis in der Depressionsbehandlung fanden Watson und Geller (2005) heraus, dass die Klientenbewertungen der Beziehungsbedingungen und des Arbeitsbündnisses mit guten Ergebnissen sowohl bei der EFT als auch bei kognitiv-verhaltensbezogenen Therapieverfahren verknüpft waren, unabhängig von den Werten der Klienten vor der Behandlung und einer anfänglichen therapeutischen Verbesserung. Das therapeutische Bündnis erwies sich als Wegbereiter der Beziehung zwischen den personzentrierten Bedingungen und dem Behandlungsergebnis. Dadurch wird die Auffassung bestätigt, dass empathische, akzeptierende, authentische Therapeuten, die ihren Klienten Wertschätzung entgegenbringen, unabhängig von den Verfahren, mit denen sie arbeiten, in der Lage sind, eine Übereinstimmung über die Ziele und Aufgaben der Therapie herzustellen und eine positive therapeutische Beziehung zu schaffen. Es ist vermutlich so, dass es Therapeuten, die empathischer, unvoreingenommen und authentisch sind, gelingt, Aufgaben umzusetzen, die zu den Zielen ihrer Klienten passen. Auf diese Weise erhöhen sie die Wahrscheinlichkeit eines positiven Ergebnisses.

In einer anderen Studie untersuchten Weerasekera und Kollegen (2001) die Entwicklung des Arbeitsbündnisses in der EFT und in der klientenzentrierten Therapie bei Depressionen. Die Ergebnisse machten deutlich, dass die Bündnis-Ergebnis-Beziehung variierte, je nach Dimension des Bündnisses (Ziel, Aufgabe oder therapeutische Beziehung), Ergebniskriterium (Symptomverbesserung oder Selbstwerterleben, Beziehungsprobleme) und dem Zeitpunkt in der Behandlung, zu dem das therapeutische Bündnis gemessen wurde. Analysen zeigten, dass frühe Bündniswerte das Behandlungsergebnis unabhängig von frühen Stimmungsveränderungen vorhersagten. Obwohl bei den beiden Behandlungsgruppen keine Unterschiede in Bezug auf die Bündnisaspekte therapeutische Beziehung und

Ziel feststellbar waren, zeigte die EFT-Gruppe in der Mittelphase der Therapie höhere Werte bei dem Aufgabenaspekt des therapeutischen Bündnisses.

Fazit

Der Einsatz der EFT bei Depressionen ist so eingehend erforscht worden, dass das Verfahren mittlerweile als evidenzbasierter Behandlungsansatz anerkannt ist. Die EFT hat sich darüber hinaus als effektive Methode zur Behandlung von Folgezuständen nach traumatischen Erlebnissen und Missbrauchsereignissen erwiesen. Bei Partnerschaftsproblemen ist die emotionsfokussierte Paartherapie nachweislich ein effektives Verfahren (Baucom et al. 1998).

Die beiden zentralen Aufgaben in erlebensorientierter Therapie sind das Angebot einer therapeutischen Beziehung und die Vertiefung des Erlebens. Eine allgemeine therapeutische Aufgabe, die mit der Vertiefung des Erlebens verbunden, aber nicht mit ihr identisch ist und empirisch bestätigt wurde, ist der verbesserte Zugang zu Emotionen und emotionaler Erregung. Die Nachweise bestätigen die Bedeutung beziehungsorientierter Faktoren wie Empathie und den Aufbau eines therapeutischen Bündnisses und tieferes Erleben und tiefere emotionale Verarbeitung als wichtige allgemeine Prozesse in der erlebensorientierten Therapie. Tiefere emotionale Verarbeitung beinhaltet sowohl eine höhere emotionale Erregung als auch das Nachdenken über das erregte Erleben. Sie stellt also eine Integration von Emotion und Vernunft oder von rechter und linker Gehirnhälfte dar. Zudem hat sie sich als besserer Prädiktor erwiesen als jeder der beiden Prozesse für sich genommen. Zusätzlich zu diesen generischen Prozessen haben sich spezifische therapeutische Mikroprozesse wie das Abmildern einer bisher strengen Kritik, ein neuer Blick auf den anderen und Loslassen und Verzeihen bei der Auflösung spezifischer emotionaler Probleme als effektiv erwiesen.

6 Ausblick auf künftige Entwicklungen

Die Zukunft der emotionsfokussierten Therapie (EFT) ist weit gefasst und erweitert sich ständig. Studien zu Anwendungen auf verschiedene Populationen und unterschiedliche kulturelle Gruppen sind im Gange, ebenso wie weitere Untersuchungen zum Veränderungsprozess. In diesem Kapitel erörtere ich mögliche Entwicklungen der EFT: Bereiche künftiger Forschungen, Ausbildung und die EFT als vorbeugender Ansatz.

Bereiche für künftige Forschungen

Die Stärke der EFT liegt in ihrer Veränderungstheorie. Statt ihr Augenmerk auf eine Theorie der menschlichen Funktionsweise oder auf die Diagnostik zu richten, hat sie sich darauf konzentriert zu verstehen, wie Menschen sich verändern. Eine dialektisch-konstruktivistische, prozessorientierte Makrotheorie der menschlichen Funktionsweise wurde zwar aufgestellt, doch haben Theorien auf Mittel- und Mikro-Ebene zu Veränderungen während der Therapiesitzungen den größten Anteil (Greenberg et al. 1993b). Veränderungsprozesse für spezifische Interventionen bei bestimmten Markern sind entwickelt worden, sie stellen eine Vorlage für künftige Entwicklungen dar. Möglichkeiten für Studien über weitere Veränderungsprozesse sind reichlich vorhanden, und eine Methode der Aufgabenanalyse sowie qualitative und quantitative Methoden sind entwickelt worden, um diese Art von Studien möglich zu machen (Greenberg 2007; A. Pascual-Leone et al. 2009). Es wurden eine Reihe neuer Aufgaben definiert, und sie verdienen es, eingehender untersucht zu werden. Dazu gehören Trauma und Neuerzählung der Narrative, Beziehungsbruch und -„reparatur“, Selbstverachtung und Mitgefühl für sich selbst, ängstliche Abhängigkeit und Selbstberuhigung, starker Disstress und Bedeutungsschaffung, Verwirrung und Raum schaffen (Elliott et al. 2004a; Greenberg/Watson 2006) in der Einzeltherapie und Bindungsverletzungen, Identitätsverletzungen und Dominanzkonflikte in der Paartherapie (Greenberg / Goldman 2008). Die Darstellung neuer Aufgaben muss auch dadurch geschehen, dass Kliniker ihr implizites Wissen über den Prozess der Veränderung innerhalb von Therapiesitzungen darlegen.

Zwei Marker, die wir identifiziert, aber noch nicht intensiv untersucht haben, sind Marker für Projektionen und Marker für Zumachen oder Rückzug in sich selbst. Bei dem ersten Marker hat der Mensch übermäßig intensive Gefühle in Bezug auf die Situation eines anderen.

> Beispiele dafür sind intensive Verzweiflung angesichts der Not eines Bettlers (im Gegensatz zu Mitleid) oder tiefe Traurigkeit angesichts der Wahrnehmung, dass das eigene Kind sich einsam fühlt, während das Kind tatsächlich keine Anzeichen von Einsamkeit zeigt.

Hier sieht man die eigene Verzweiflung und die eigene Einsamkeit im anderen und muss sie sich wieder aneignen. So wie bei klassischen Projektionen sexueller Erregung oder Aggression auf den anderen, die dann am anderen verurteilt werden, werden hier die eigenen Gefühle auf den anderen projiziert (sie werden ihm zugeschrieben). Sie werden jedoch nicht verurteilt, sondern lösen Schmerz aus. Das Wiederaneignen der Gefühle, die man im anderen sieht, wird dadurch sehr erleichtert, dass man sich in den Bettler oder in das eigene Kind verwandelt und als Bettler oder Kind spricht. Bei dem Marker für Zumachen zieht man sich zum Selbstschutz hinter eine Wand oder in eine Höhle zurück, wird eingeschlossen und kann nicht mehr hervorkommen. Mit diesem Zustand als einer Variante eines selbstunterbrechenden Prozesses zu arbeiten ist hilfreich, doch hier ist es keine Emotion, die unterdrückt wird, vielmehr wird das Selbst dadurch geschützt, dass es abgeschottet wird. Das sind die Arten von Prozessen, die eine weitere Task-Analyse verdienen. Vor kurzem abgeschlossene Arbeiten zu Narrativen und Emotionen haben zur Identifizierung neuer Narrative-Emotionen-Markern geführt. Dazu gehören der Marker für dieselbe alte Geschichte, der Marker für eine leere Geschichte und Marker für nicht erzählte und zerbrochene Geschichten. Die unterschiedlichen empathischen narrativen Interventionen, die den jeweiligen Markern am angemessensten sind, wurden ebenfalls untersucht (Angus / Greenberg 2011).

Der differentielle prozessdiagnostische Ansatz der EFT (Greenberg et al. 1993b) kann zur Formulierung von „Mini-Manualen“ führen, in denen die Vorgehensweise bei der Behandlung spezifischer Probleme beschrieben wird, wie das „Fehlen“ bei Abhängigkeitssyndromen und Handlungsblockaden, ohne dass dabei das Wesentliche der EFT verloren geht – die Konzentration auf Erleben und auf das, was an dem ganzen Menschen einzigartig ist. Prozessforschung und umfassende qualitative Forschungen, die einen Anteil an dieser Studie über spezifische Ereignisse und Erfahrungen haben, werden auch weiterhin zu erlebensnahen Prozessforschungen über EFT beitragen.

Zusätzliche Untersuchungen zu verschiedenen Populationen und zu kulturellen Anpassungen sind ebenfalls vonnöten. Studien zur Wirksamkeit der EFT bei Angststörungen werden dringend benötigt, ebenso wie Studien zu Persönlichkeitsstörungen und anderen Problem-Clustern. Einerseits betrachten wir viele Störungsbilder als eine Funktion des gemeinsamen Mechanismus von maladaptiven emotionalen Schemata und Problemen der Affektregulierung und die therapeutische Beziehung als einen gemeinsamen Faktor aller Behandlungen. Menschen müssen als einzigartige ganze Person mit idiosynkratischen Determinanten ihrer Probleme und mit vielen Ressourcen behandelt werden und nicht so sehr als ihre Symptome. Daraus ergibt sich die Überlegung, dass diagnostische Gruppen nicht immer so sehr relevant für Behandlungen sind. Viele Disstress-Formen gehen nämlich auf dieselbe zugrunde liegende Ursache zurück und bilden in jedem Individuum einzigartige behandlungsrelevante Manifestationen aus. Andererseits sehen wir sehr wohl, dass Menschen mit gemeinsamen Symptomen wie bei Angst- oder Essstörungen bestimmte gemeinsame Merkmale aufweisen. Die Schwankungen innerhalb einer Population, die sich auf die Behandlung auswirken, werden dadurch etwas reduziert, dass wir die Menschen in diagnostische Kategorien einordnen. Daher sehen wir, dass es sachdienlich wäre, eine gemeinsame Kernbehandlung herauszuarbeiten, die zu verschiedenen Syndromen passt, und bestimmte Aspekte zu spezifizieren, die zu unterschiedlichen Störungsbildern passen. Zukünftige Forschung, die sich die EFT bei einem Durchschnitt der Population ansieht und die sich mit kontextabhängigen Faktoren beschäftigt, würde eine Verallgemeinerung auf eine breiter gefächerte Population fördern.

Darüber hinaus wird mehr Forschung zur EFT-Theorie der emotionalen Veränderung benötigt. Am dringendsten brauchen wir Belege für die Wirksamkeit der Veränderung von Emotionen durch Emotionen und für die Wirkung des Verlaufs von sekundären Emotionen über primäre maladaptive Emotionen zu adaptiven Emotionen mithilfe der Aktivierung von Bedürfnissen. Wir brauchen Studien, die testen, welche Wirkung es hat, wenn man einer maladaptiven Emotion wie Furcht oder Scham den Fokus auf befähigende Wut oder Traurigkeit bei einem Verlust entgegensetzt. Und wir brauchen Studien, die untersuchen, welche Wirkung es auf Furcht oder Scham hat, wenn man den Fokus auf die Veränderung unaufgelöster Wut einer bedeutsamen Person gegenüber mithilfe des Zugangs auf die zugrunde liegende Traurigkeit des Verlassenwerdens richtet. Solche Studien würden viel dazu beitragen, die wissenschaftliche Basis der Prinzipien der Emotionstransformation zu etablieren. Ebenso würden Grundlagenforschungen zu korrigierenden emotionalen Erfahrungen ein genaueres Verständnis und angemessenere Intervention bei diesem wichtigen Veränderungsprozess ermöglichen.

Auch bei so zentralen therapeutischen Prozessen wie Erleben, emotionale Erregung und emotionaler Ausdruck und therapeutische Präsenz und Empathie werden weitere Arbeiten benötigt. Was die emotionale Erregung angeht, so interpretieren wir die Befunde folgendermaßen: Es ist nicht der bloße emotionale Ausdruck, der für sich genommen eine therapeutische Wirkung hat. Wichtig sind vielmehr der emotionale Ausdruck in Verbindung mit reflexiver Verarbeitung und Quantität (25 %) und Produktivitätsgrad der Erregung. Außerdem scheint es komplexe Interaktionen zwischen der anfänglichen Fähigkeit der Erlebenstiefe des Klienten und dem Aufbau des Arbeitsbündnisses zu geben, die verschiedene Wege zu Veränderungen vorgeben (Pos et al. 2009). Abgesehen davon müssen die Verbindungen zwischen Prozess und Ergebnis klarer bestimmt und der relative Beitrag von beziehungsorientierter Verbindung und emotionalem Prozess weiter untersucht werden. Zudem wären Forschungen zur Ausbildung von Therapeuten hilfreich. Vor allem Fragen nach dem relativen Wert von persönlicher Arbeit und der Ausbildung von Fertigkeiten bedürfen der Untersuchung.

Ausbildung

Einen wichtigen nächsten Schritt stellt die Einführung einer EFT-Ausbildung an Hochschulen und im Rahmen von Forschungspraktika dar. Der allgemeine beziehungs- und emotionsorientierte Ansatz könnte allen angehenden Therapeuten ebenso nützen wie Fertigkeiten der Regulierung. Eine Ausbildung in einem emotionsfokussierten Ansatz wird bei der Behandlung von Depressionen, Trauma und interpersonellen Problemen und bei der Paartherapie benötigt. In diesen Bereichen ist die Wirksamkeit des Ansatzes hinreichend belegt. Und schließlich muss die EFT bei anderen Klientenproblemen wie Ess- und Angststörungen angewandt werden, zu denen allmählich immer mehr Nachweise der Wirksamkeit erbracht werden. Was Ausbildungsprogramme angeht, die sich der Vermittlung evidenzbasierter Behandlungsmethoden verpflichtet fühlen und kognitiv-verhaltensbezogene Ansätze unter Ausschluss anderer Ansätze betonen, so ist die Beweislage mittlerweile dicht genug. Es ist zu empfehlen, dass Therapien nach der EFT zu einem notwendigen Teil eines Ausbildungsprogrammes gemacht und als eine wichtige Ergänzung zu Ansätzen angeboten werden, die auf den Erwerb stärker symptomfokussierter Bewältigungsfertigkeiten abzielen. Tatsächlich kann man sagen, dass die Ausbildung angehender Therapeuten ohne eine stärkere Betonung der Arbeit mit Emotionen und emotionaler Einstimmung unvollständig ist. Obwohl die Ausbildung in emotionsfokussierter Paartherapie im Rahmen von Forschungspraktika und Ausbildungsprogrammen für Ehe- und Familienberatungen stark zugenommen hat, braucht es wesentlich mehr Anstrengungen dieser Art für die Einzeltherapieausbildung.

Therapeutische Selbsterfahrung oder Arbeit an der eigenen Entwicklung sind ebenfalls äußerst hilfreiche Mittel, um die Fertigkeiten für die Arbeit mit Emotionen zu lernen und die Bedeutung der empathischen Beziehung, des Aufbaus des Arbeitsbündnisses und der allgemeinen interpersonellen Fertigkeiten zu erfahren. Persönliche Wachstumserfahrungen in unterschiedlicher Form sind hilfreich und wichtig. Die persönliche Entwicklung der Therapeuten und die erlebensorientierte Ausbildung müssen also Teil der Therapeutenausbildung werden.

Vorbeugende Ansätze

In meinem Buch *Emotion-Focused Therapy: Coaching Clients to Work Through Their Feelings* (2002; dt.: Emotionsfokussierte Therapie: Lernen, mit den eigenen Gefühlen umzugehen, 2006) stellte ich die Idee vom Therapeuten als Emotions-Coach vor. Der Begriff impliziert, dass eine Therapie tatsächlich ein Prozess ist, in dessen Verlauf Menschen geholfen wird, ihre emotionale Kompetenz zu steigern. Eine der vordringlichsten Aufgaben besteht darin, ein Vorbeugungsprogramm zu entwickeln und Menschen in emotionaler Kompetenz zu schulen. Dazu würden auf erlebensorientierten Konzepten beruhende psychoedukative Programme zu Einsatz, Umgang und Veränderung von Emotionen gehören. Emotions-Coaching-Programme für emotionale Kompetenz sind dringend nötig. Dort würden Menschen lernen, auf neue Art über Emotionen nachzudenken und sich die dazugehörigen emotionalen Fertigkeiten anzueignen, z. B. wie man Emotionen identifiziert, wie man unterscheidet, was man selbst fühlt und was andere fühlen, wie man einander widersprechende Gefühle zusammenbringt, Emotionen aushält, sie als Informationsquelle nutzt und Gefühle ausdrückt. Gute Emotions-Coaching-Programme, die nicht einfach nur Anweisungen geben, funktionieren nur mit der richtigen Beziehungsumgebung und der steten Bereitschaft des Therapeuten, auf das einzugehen, was die Klienten an Reaktionen auf ihr Handeln, Erleben und Fühlen zeigen. Ein Kernaspekt der Kunst des Helfens ist es, die richtige Reaktion und das richtige „Geleit" zur richtigen Zeit anzubieten.

Zurzeit wird ein Programm zur emotionalen Kompetenz erarbeitet und getestet. Es stützt sich auf die folgenden Prinzipien der emotionsfokussierten Bewältigungsstrategien:

1. Gewahrsein für sekundäre und primäre adaptive und maladaptive emotionale Zustände aufbauen,
2. Fertigkeiten der Emotionsregulierung und Selbstberuhigung zu entwickeln und lernen, wie man Abstand von bedrückenden, beängstigenden oder schmerzhaften Emotionen bekommt und das Unbehagen aushält, das mit diesen Emotionen einhergeht,
3. durch Zugang zu adaptiven Emotionen und Bedürfnissen maladaptive emotionale Zustände verändern und
4. über emotionales Erleben nachdenken, um seine Bedeutung zu verstehen.

Heranwachsende und junge Erwachsene sind wahrscheinlich die besten Adressaten für ein solches Emotionstraining, vor allem, wenn es um emotionales Gewahrsein und Umgang mit und Veränderung von Gefühlen geht. In diesem Lebensabschnitt werden Emotionen oft problematisch. Ein weiteres wichtiges Thema, das bisher noch nicht genügend berücksichtigt wurde, sind Emotionen am Arbeitsplatz. Ein Training in emotionalem Gewahrsein muss zu Hause beginnen, wenn Kinder noch klein sind, doch ausgedehntere Arbeit zu emotionalen Prozessen könnte im jugendlichen und frühen Erwachsenenalter in Schulen und am Arbeitsplatz ansetzen. Um bei Kindern die Entwicklung von emotionaler Kompetenz zu unterstützen, braucht es emotionsfreundliche Eltern und Lehrer. Daher könnte ein Training für Jugendliche und junge Erwachsene der beste Ansatzpunkt für vorbeugende Maßnahmen sein, so dass sie als zukünftige Eltern, Lehrer und Vorgesetzte gute Emotions-Coaches für die nächste Generation sind. Ein Emotionstraining für Erwachsene, die bereits Eltern, Lehrer und Vorgesetzte sind, ist jedoch ebenfalls sehr wichtig. Sie sind nämlich diejenigen, die Einfluss auf jüngere Generationen und auf die Arbeitsumgebung haben.

Ein Emotions-Coaching für Eltern ist ganz wichtig, weil die elterliche Philosophie des Umgangs mit Emotionen eindeutig Auswirkungen auf die emotionale Intelligenz ihrer Kinder hat (Gottman et al. 1996). Je nachdem, in welchem Maße Eltern der Ansicht sind, dass ihre eigenen Gefühle und die Gefühle anderer unterdrückt, kontrolliert und vermieden werden sollten, werden sie aufhören, den Emotionen ihrer Kinder Aufmerksamkeit zu widmen. Eltern glauben oft, dass ihre Kinder die Lektionen emotionaler Kontrolle lernen und froh sein müssten, keine Babys mehr zu sein. Erwachsensein bedeutet demnach, Emotionen zu zügeln – schlimmstenfalls unter Einsatz der Rute, bestenfalls durch die rationale Kontrolle über die Emotionen. Eltern wollen normalerweise nicht, dass ihre Kinder sich zu Heulsusen oder Feiglingen entwickeln. Stark zu sein ist eine viel bewunderte und erwünschte Eigenschaft, und Beliebtheit passt nicht zu gefühlsbetontem Gebaren bei einem Kind oder Erwachsenen. Auf lange Sicht erwachsen Stärke und emotionale Intelligenz jedoch dem Zusammenspiel von Vernunft und Emotion und nicht so sehr der Kontrolle über Emotionen. Eltern, die gute Emotions-Coaches sind und die Emotionen ihrer Kinder als Gelegenheiten für mitfühlende Nähe betrachten, bringen erwiesenermaßen Kinder hervor, die nicht emotional labil und keine Heulsusen sind (Gottman et al. 1996).

Eltern, für die die Emotionen ihrer Kinder Gelegenheiten für Innigkeit und Verbundenheit mit ihnen sind und die die Erfahrungen ihrer Kinder wertschätzen, haben sich als die besten Emotions-Coaches erwiesen (Gottman et al. 1996). Der Emotionen von Kindern von ihrer Geburt an gewahr zu sein ist daher die bei weitem wichtigste Aufgabe des Elternseins. Säuglinge sind sehr labil und leicht erregbar. Sie sind nicht in der Lage, ihre eigenen Reaktionen zu kontrollieren, und daher anfällig für spontane Frustration, Langeweile und Erschöpfung. Sie brauchen Erwachsene, damit sie ihre emotionalen Signale lesen. Zum Emotions-Coaching für Eltern gehört es, Eltern zu helfen, Emotions-Coaches für ihre Kinder zu werden. Ebenso gehört es zum Emotions-Coaching für Lehrer und Vorgesetzte, ihr Gewahrsein für ihre eigenen Emotionen und ihren Umgang mit ihnen zu schulen und ihnen Möglichkeiten aufzuzeigen, mit den Emotionen anderer umzugehen.

Bisweilen sieht die Arbeit mit den Erwachsenen oder den Menschen in Führungspositionen so aus, dass man sie allein „trainiert" und ihnen zeigt, wie sie den Menschen, für die sie verantwortlich sind, helfen können, mit ihren Emotionen umzugehen. Zu anderen Zeiten ist es angebracht, mit den Menschen in Führungspositionen Möglichkeiten zu erarbeiten, mit den Emotionen von Kollegen und Mitarbeitern umzugehen, die in tatsächlichen Interaktionen aufkommen. So können Eltern, die Probleme mit ihren Kindern haben, trainieren, ihren Säugling zu halten, stimmlich auf ihn zu reagieren, sich ihm aufmerksam zuzuwenden und seinen Blick zu erwidern. Lehrer könnten trainieren, zerstörerische Emotionalität bei Kindern zu handhaben, und Manager würden angeleitet, mit Konflikten am Arbeitsplatz umzugehen.

Ein wesentlicher Schritt in Richtung auf eine breiter gefächerte Anwendung der EFT besteht also in der Entwicklung von Vorbeugungsprogrammen für Kinder, Jugendliche, junge Erwachsene, Eltern, Lehrer und Manager. Dort können sie etwas über ihre eigenen Emotionen lernen und werden ermuntert, sich ihren Emotionen aufmerksam zuzuwenden, sich selbst und anderen gegenüber mehr Mitgefühl walten zu lassen. Sie lernen dort, ihre Emotionen zu regulieren, über sie nachzudenken und sie zu verändern. Ich hoffe, dass ich zur Unterstützung dieser Anstrengungen beitragen kann.

Integration

Der Begriff *emotionsfokussierte Therapie* wird, davon bin ich überzeugt, in der Zukunft im integrativen Sinne gebraucht werden, um alle Therapieformen zu charakterisieren, die emotionsfokussiert vorgehen, seien es psychodynamische, kognitiv-verhaltensbezogene, systemische oder humanistische Ansätze (Foa/Jaycox 1999; Fosha 2000; Greenberg 2002; McCullogh et al. 2003). Viele der wichtigsten Therapieschulen vollziehen gerade eine bedeutsame Verlagerung ihres Standpunktes von kognitiver Psychologie und kognitiver Neurowissenschaft hin zu emotionsbezogener und affektiver Neurowissenschaft (Davidson 2002a; Frijda 1986; Schore 2003). Sie werden die Rolle der Emotionen in einer therapeutischen Behandlung künftig stärker in den Mittelpunkt rücken. Was einen Ansatz zu einem emotionsfokussierten Ansatz macht und ihn von anderen Konzepten unterscheidet, ist die Betonung auf der Bedeutung von Affekten für die menschliche Funktionsweise und auf dem Erleben von Emotionen während der Therapiesitzungen.

Kritikpunkte

Es gibt drei hauptsächliche Kritikpunkte an der EFT, die weiterhin untersucht und mit denen man sich weiterhin befassen wird. Der erste Punkt ist, dass die Arbeit mit Emotionen insofern gefährlich sein kann, als Emotionen desorganisierend wirken oder überwältigend sein können und ihre Aktivierung Gefahren heraufbeschwört. Es stimmt zwar, dass Emotionen beängstigend und destruktiv sein können, doch die EFT fördert das Erleben adaptiver emotionaler Ressourcen, und die sind keineswegs destruktiv. Es kann jedoch manchmal schmerzhaft sein, sich vermiedenen Emotionen zu stellen, und Menschen scheuen und fürchten diese Emotionen offenkundig. Die EFT ist sich also der Notwendigkeit bewusst, für ausreichende internale und externale Unterstützung zu sorgen, bevor schmerzhafte Emotionen erschlossen werden. Vor der Erschließung von Emotionen müssen Beziehungen aufgebaut werden, und internale Beruhigungs- und Regulierungsfertigkeiten müssen zur Stelle sein, bevor Emotionen in einer Therapie aktiviert werden.

Der zweite Kritikpunkt zielt darauf ab, dass Menschen rationale Geschöpfe sind und manche Menschen – und hier sind es möglicherweise vor allem Männer – auf einen emotionsfokussierten Ansatz nicht ansprechen. Sie betrachten emotionsbetontes Verhalten als irrational oder schwach und gehen keine Allianz mit dem Therapeuten ein. Ebenso führen manche Kritiker ins Feld, dass die EFT für einige Kulturen wie für die schambasierten ostasiatischen Kulturen ungeeignet ist, in denen der soziale Ausdruck durch Regeln gesteuert wird. Oder sie sagen, dass hierarchischer organisierte Kulturen möglicherweise nicht auf emotionsfokussierte Methoden und egalitäre Beziehungen ansprechen. Es ist zwar richtig, dass es klare kulturelle und subkulturelle Ansichten zu Emotionen und zu Regeln emotionalen Ausdrucks gibt. Es ist aber auch richtig, dass alle Menschen Emotionen haben, unabhängig von ihrer Sozialisation. Und sie müssen mit diesen Emotionen zurechtkommen. Es mag also mehr Zeit und ein stärkeres therapeutisches Bündnis brauchen, um Menschen aus bestimmten kulturellen Gruppen dazu zu bringen, sich beim Ausdruck von Emotionen wohlzufühlen, doch auf lange Sicht treffen dieselben Prinzipien emotionaler Funktionsweise auf alle Menschen zu.

Der dritte Kritikpunkt betrifft die empathischen Erkundungen und Vermutungen, die ein wichtiger Bestandteil des empathischen Therapiestils der EFT sind. Manchen Kritikern sind sie zu direktiv, zu zudringlich. Sie befürchten, dass das Erleben der Klienten auf diese Weise verzerrt wird und die Klienten ihre Gefühle diesen Vorgaben unterordnen. Im Wesentlichen besagt diese Kritik, dass der Therapeut dem, was der Klient fühlt, seine eigene Sichtweise aufzwingt. Wir halten dagegen, dass EFT-Therapeuten das Folgen über das Führen stellen und sehr sensibel auf das Mit-Erkunden und auf die gemeinsame Arbeit eingestimmt sind. Außerdem hat sich gezeigt, dass Klienten eher bereit sind, den Spiegelungen eines EFT-Therapeuten zu widersprechen als den Interventionen kognitiv-verhaltensbezogener Therapeuten (Watson / McMullen 2005).

Fazit

Die EFT lädt Menschen ein, Emotionen zu erschließen, ihnen Aufmerksamkeit zu widmen, sie zu regulieren, einzusetzen, zu verändern und zu lernen, wann sie den emotionalen Veränderungsprozess fördern sollen. Die EFT erkennt außerdem die heilende Kraft menschlicher Beziehungen an, und so bietet der Therapeut dem Klienten eine echte Beziehung an. Die EFT hat eine Eigendynamik entwickelt, die ihr mittlerweile den Ruf eines fruchtbaren therapeutischen Ansatzes verschafft. Es ist wichtig, diese Eigendynamik aufrechtzuerhalten. Ob dies geschieht, hängt von einer neuen Generation ab, die das Staffelholz packen und damit loslaufen muss. Ich hoffe, dieses Buch ermuntert Sie, genau das zu tun.

Glossar

adaptiv: funktional und hilfreich beim Überleben.
Aufgabe: affektives / kognitives Problem, an dem der Klient arbeitet und das er zu lösen versucht.
auflösen: eine Emotion durch die Synthese mit einer anderen verändern.
Ausdruck: körperliche Anteilnahme an dem, was gerade besprochen wird.
Bindung: emotionale Verbundenheit, die ein Gefühl der Sicherheit schafft.
Bündnis: gemeinsame Arbeit an Behandlungszielen und -aufgaben.
dialektisch: die Gegenüberstellung multipler Aspekte.
differenzierend: unterschiedliche Ansätze zu unterschiedlichen Phänomenen.
direktiv: Führung oder Steuerung durch den Therapeuten.
dynamisch: sich mit der Zeit verändernd.
dysreguliert: Emotionen, die zu intensiv sind, als dass sie adaptiv mit der Situation umgingen.
emotionale Erregung: Maß der Aktivierung ausgedrückter Emotionen.
emotionale Verarbeitung: aktivierten Emotionen eine Bedeutung beimessen.
emotionales Schema: internale Emotion, die eine Struktur oder Organisation von Elementen schafft.
Emotionen: automatische Bewertung von Situationen in Hinblick auf das Wohlbefinden.
Emotionsregulierung: Organisation emotionaler Erfahrung.
Empathie: mit der eigenen Vorstellungskraft in die Welt des anderen eintreten.
Erleben: Ergebnis von Aufmerksamkeit und Gewahrsein, auf einen gerade ablaufenden Prozess im Körper gerichtet.
Erschließung: Aktivierung emotionaler Schemata.
evozierend: Erleben aktivierend.
explorativ: auf der Suche nach dem Impliziten.
Focusing: Aufmerksamkeit auf den körperlich empfundenen Felt Sense richten.
Fördern: dient als Hilfe, den Selbstorganisationsprozess der Klienten zu fördern.
geleugnet: nicht im Gewahrsein eingestanden.
Gewahrwerden: der Prozess der Symbolisierung von Erleben.
Identität: das Gefühl von Einheit von Erleben, das durch ein Narrativ entsteht.
instrumentelle Emotionen: erlebt oder inszeniert, um bewusst oder unbewusst ein bestimmtes Ziel zu erreichen.
Intervention: Aktivität des Therapeuten.
konstruktivistisch: der Prozess der Bedeutungsschaffung innerhalb der von der Umwelt geschaffenen Grenzen.
korrigierende Erfahrung: neue Erfahrung machen, die alte Erfahrungen verändert.
Leerer-Stuhl-Dialog: Methode, bei der ein Mensch mit einem imaginären anderen spricht.
maladaptiv: nicht länger funktional.

Marker: ein im Verhalten eines Klienten ablesbarer Indikator, an welcher Aufgabe oder welchem Thema der Klient gerade arbeitet oder in welchem Erlebenszustand er sich befindet.

Narrativ: das Organisieren von Erleben in ein kohärentes Gebilde, zeitlich eingeordnet, mit handelnden Personen, Handlungen, Absichten und einem Handlungsstrang.

nonverbal: mit Gesichtsausdruck, Gesten, Stimme ausgedrückt.

primäre Emotionen: erste automatische emotionale Reaktion (bewusst oder unbewusst).

problematische Reaktionen: Zustand im Laufe einer Therapiesitzung, bei der man Verwirrung über seine Reaktion auf eine Situation zeigt.

produktiv: im therapeutischen Sinne nützlich.

Reflexion: Bedeutungserschaffung durch einen Prozess der Bedeutungsabstraktion.

sekundäre Emotion: Reaktion auf einen vorangegangenen internalen Stimulus, oft eine Reaktion auf eine vorangegangene Emotion.

Selbst: die sich verändernde Organisation von Erleben, die auf die Umgebung trifft.

selbstberuhigend: sich selbst gegenüber behutsam und fürsorglich sein.

Selbstorganisation: die sich verändernden Erfahrungen des Selbst.

Selbstunterbrechung: Methode, bei der ein Agent im Selbst die Handlung (die oft im Unterdrücken einer Emotion besteht) vorrangig vor dem anderen Teil des Selbst übernimmt.

Spaltungen: zwei Teile des Selbst im Konflikt miteinander.

Stimmen: die Artikulation verschiedener Selbstorganisationen.

Stimmqualität: verschiedene Arten von Stimmen, die mehr oder weniger therapeutisch produktiv sind.

Symbolisierung: Repräsentation von Erleben in irgendeiner Form, oft in sprachlicher Form.

systematisches evozierendes Erschließen: Erfahrungen lebendig wiedererleben, um die Exploration zu steigern.

therapeutische Beziehung: sichere affektive Verbundenheit zwischen Klient und Therapeut.

Umwandlung: emotionale Veränderung aufgrund von Selbstorganisationen.

unerledigte Themen: ungelöste schlechte Gefühle einer bedeutsamen Person gegenüber.

Validieren: das Erleben des anderen bestätigen.

Verlassenwerden: Psychologisch und / oder physisch allein gelassen werden.

Vermeidung: Distanzierung von Erlebnissen.

Vermuten: (auch empathisches Vermuten) Mutmaßen, was der andere / der Klient gerade fühlt.

Ziel: implizites oder explizites Ziel von Therapie.

Zwei-Stuhl-Dialog: Methode, bei der zwei Teile des Selbst, die im Gegensatz zueinander stehen, einander gegenübersitzen.

Literaturempfehlungen

Haupttexte

Angus, L. & Greenberg, L. (2011). Working with narrative and emotion in emotion-focused therapy: Changing stories, healing lives. Washington, DC: American Psychological Association.

Elliott, R., Watson, J., Goldman, R. & Greenberg, L.S. (2004). Learning emotion-focused therapy: The process-experiential approach to change. Washington, DC: American Psychological Association. [Ausführliche Einführung in die EFT]

Greenberg, L.S. (2002). Emotion-focused therapy: Coaching clients to work through their feelings. Washington: American Psychological Association; dt.: Emotionsfokussierte Therapie. Lernen, mit den eigenen Gefühlen umzugehen. dgvt-Verlag, Tübingen, 2006. [Einführung in die EFT, wurde auch ins Spanische, Italienische, Japanische und Chinesische übersetzt]

– & Goldman, R. (2008). Emotion-focused couples therapy: The dynamics of emotion, power and love. Washington: American Psychological Association; dt.: Die Dynamik von Liebe und Macht. Emotionsfokussierte Paartherapie. Ernst Reinhardt Verlag, München / Basel, 2010. [Paare 20 Jahre später]

– & Johnson, S.M. (1988). Emotionally focused therapy for couples. New York, NY: Guilford Press. [EFT-Paartherapie in ihren Anfängen]

– & Paivio, S. (1997). Working with emotions in psychotherapy. New York, NY: Guilford Press. [Nach verschiedenen Emotionsarten geordnet]

–, Rice, L.N. & Elliott, R. (1993). Facilitating emotional change. New York, NY: Guilford Press; dt.: Emotionale Veränderungen fördern. Grundlagen einer prozeß- und erlebensorientierten Therapie. Junfermann, Paderborn, 2003. [Text wurde auch ins Spanische, Italienische und Japanische übersetzt]

– & Watson, J.C. (2006). Emotion-focused therapy for depression. Washington, DC: American Psychological Association. [Auf dem neuesten Stand der Forschung, basiert auf drei wichtigen Untersuchungen der Autoren]

–, Watson, J. & Lietaer, G. (Eds.) (1998). Handbook of experiential psychotherapy. New York, NY: Guilford Press. [Sammlung von Beiträgen maßgeblicher Autoren]

Johnson, S.M. (2005). The practice of emotionally focused marital therapy: Creating connection (2nd ed.). Florence, KY: Brunner-Routledge.

Paivio, S. & Pascual-Leone, A. (2010). Emotion-focused therapy of complex trauma: An integrative approach. Washington, DC: American Psychological Association.

Watson, J., Goldman, R. & Greenberg, L. (2007). Case studies in emotion-focused treatment of depression. Washington, DC: American Psychological Association.

Website

Die Website der Emotion-Focused Therapy Clinic finden Sie unter folgender Adresse: http://www.emotionfocusedclinic.org
Inzwischen gibt es auch eine deutschsprachige Website zum Thema: http://www.emotions-fokussierte-therapie.de/

Forschungen zu EFT

Elliott, R., Greenberg, L.S. & Lietaer, G. (2004). Research on experiential psychotherapies. In M.J. Lambert (Ed.), Bergin & Garfield's handbook of psychotherapy and behavior change (5th ed., pp. 493–539). New York, NY: Wiley. [Enthält eine umfassende Zusammenfassung der bereits existierenden Forschungen]

Goldman, R.N., Greenberg, L.S. & Angus, L. (2006). The effects of adding emotion-focused interventions to the client-centered relationship conditions in the treatment of depression. Psychotherapy Research, 16, 536–546.

Greenberg, L.S. & Watson, J. (1998). Experiential therapy of depression: Differential effects of client-centered relationship conditions and active experiential interventions. Psychotherapy Research, 8, 210–224.

Johnson, S.M., Hunsley, J., Greenberg, L. & Schindler, D. (1999). Emotionally focused couples therapy: Status and challenges. Clinical Psychology: Science and Practice, 6, 67–79.

Paivio, S.C. & Greenberg, L.S. (1995). Resolving „unfinished business“: Efficacy of experiential therapy using empty-chair dialogue. Journal of Consulting and Clinical Psychology, 63, 419–425.

– & Nieuwenhuis, J.A. (2001). Efficacy of emotion focused therapy for adult survivors of child abuse: A preliminary study. Journal of Traumatic Stress, 14, 115–133.

Watson, J.C., Gordon, L.B., Stermac, L., Kalogerakos, F. & Steckley, P. (2003). Comparing the effectiveness of process-experiential with cognitive-behavioral psychotherapy in the treatment of depression. Journal of Consulting and Clinical Psychology, 71, 773–781.

Zitierte Literatur

Adams, K.E. & Greenberg, L.S. (1996, June). Therapists' influence on depressed clients' therapeutic experiencing and outcome. Paper presented at the Forty-third Annual Convention for the Society for Psychotherapy Research, St. Amelia Island, FL.

Alexander, J.F., Holtzworth-Munroe, A. & Jameson, P.B. (1994). The process and outcome of marital and family therapy: Research review and evaluation. In A.E. Bergin & S.L. Garfield (Eds.), Handbook of psychotherapy and behavior change (4th ed., pp. 595–630). Oxford, England: Wiley.

Angus, L. & Greenberg, L. (2011). Working with narrative in emotion-focused therapy: Changing stories, healing lives. Washington, DC: American Psychological Association.

–, Levitt, H. & Hardtke, K. (1999). The Narrative Processes Coding System: Research applications and implications for psychotherapy practice. Journal of Clinical Psychology, 55, 1255–1270.

– & McLeod, J. (Eds.) (2004). The handbook of narrative and psychotherapy. Thousand Oaks, CA: Sage.

Arnold, M.B. (1960). Emotion and personality. New York, NY: Columbia University Press.

Auszra, L., Greenberg, L.S. & Herrmann, I. (2007). Emotional productivity in the experiential therapy of depression. Presentation at the international meeting of the Society for Exploration of Psychotherapy Integration. Lisbon, Portugal.

Baucom, D.H., Shoham, V., Mueser, K.T., Daiuto, A.D. & Stickle, T.R. (1998). Empirically supported couple and family interventions for marital distress and adult mental health problems. Journal of Consulting and Clinical Psychology, 66, 53–88.

Beck, A.T. (1976). Cognitive therapy of personality disorders. Oxford, England: International University Press; dt.: Kognitive Therapie der Persönlichkeitsstörungen. Beltz, Weinheim, 1995.

Beutler, L.E., Engle, D., Mohr, D., Dalrup, R.J., Bergan, J., Meredith, K. & Merry, W. (1991). Predictors of differential response to cognitive, experiential, and self-directed psychotherapeutic procedures. Journal of Consulting and Clinical Psychology, 59, 333–340.

Blatt, S.J. & Maroudas, C. (1992). Convergences among psychoanalytic and cognitive behavior. Psychoanalytic Psychology, 9, 157–190.

Bohart, A.C., Elliott, R., Greenberg, L.S. & Watson, J.C. (2002). Empathy. In J. Norcross (Ed.), Psychotherapy relationships that work (pp. 89–108). New York, NY: Oxford University Press.

– & Greenberg, L.S. (1997). Empathy reconsidered: New directions in psychotherapy (pp. 419–449). Washington, DC: American Psychological Association.

Bordin, E.S. (1979). The generalizability of the psychoanalytic concept of the working alliance. Psychotherapy, 16, 252–260.

Brody, L., Lovas, G. & Hay, D. (1995). Gender differences in anger and fear as a function of situational context. Sex Roles, 32, 47–78.

Bruch, H. (1973). Eating disorders: Obesity, anorexia nervosa, and the person within. New York, NY: Basic Books; dt.: Essstörungen. Fischer Taschenbuch Verlag, Frankfurt, 2000.

Buber, M. (1958). I and Thou. New York, NY: Scribner's; dt.: Ich und Du. Verlag Lambert Schneider, Heidelberg, 1979.

– (1965). The knowledge of man. New York, NY: Harper Torchbook.

Buss, D.M. (2003). The evolution of desire: Strategies of human mating. New York, NY: Basic Books; dt.: Die Evolution des Begehrens. Geheimnisse der Partnerwahl. Goldmann, München, 1997.

Bydlowski, S., Corcos, M., Jeammet, P., Paterniti, S., Berthoz, S., Laurier, C., Chambry, J., Consoli, S.M. (2005). Emotion-processing deficits in eating disorders. The International Journal of Eating Disorders, 37, 321–329.

Campbell, P. (2004). Differential response, diagnosis, and the philosophy of the implicit. Person-Centered and Experiential Psychotherapist, 3, 244–255.

Campos, J.J., Frankel, C.B. & Camras, L. (2004). On the nature of emotion regulation. Child development, 75, 377–394.

Carryer, J. & Greenberg, L. (2010). Optimal levels of emotional arousal in experiential therapy of depression. Journal of Consulting and Clinical Psychology, 78, 190–199.

Castonguay, L.G., Goldfried, M.R., Wiser, S., Raue, P.J. & Hayes, A.M. (1996). Predicting the effect of cognitive therapy for depression: A study of unique and common factors. Journal of Consulting and Clinical Psychology, 64, 497–504.

Coombs, M.M., Coleman, D. & Jones, E.E. (2002). Working with feelings: The importance of emotion in both cognitive-behavioral and interpersonal therapy in the NIMH Treatment of Depression Collaborative Research Program. Psychotherapy, 39, 233–244.

Damasio, A. (1999). The feeling of what happens. New York, NY: Harcourt-Brace; dt.: Ich fühle, also bin ich. Die Entschlüsselung des Bewusstseins. Ullstein Taschenbuch Verlag, Berlin, 2002.

Davidson, R. (2000a). Affective style, mood and anxiety disorders: An affective neuroscience approach. In R. Davidson (Ed.), Anxiety, depression and emotion (pp. 88–108). Oxford, England: Oxford University Press.

– (2000b). Affective style, psychopathology and resilience: Brain mechanisms and plasticity. American Psychologist, 55, 1196–1214.

Debiec, J. & Ledoux, J.E. (2004). Disruption of reconsolidation but not consolidation of audatory fear conditioning by noradrenergic blockade in the amygdala. Neuroscience, 129, 267–273.

Diamond, G. & Liddle, H.A. (1996). Resolving a therapeutic impasse between parents and adolescents in multidimensional family therapy. Journal of Consulting and Clinical Psychology, 64, 481–488.

Dolhanty, J. & Greenberg, L. (2007). Emotion-focused therapy in the treatment of eating disorders. European Psychotherapy, 7, 97–116.
– & – (2009). Emotion-focused therapy in a case of anorexia nervosa. Clinical Psychology and Psychotherapy, 16, 336–382.

Elliott, R., Greenberg, L. & Lietaer, G. (2004a). Research on experiential psychotherapy. In M. Lambert (Ed.), Bergins & Garfield's handbook of psychotherapy and behavior change (pp. 493–539). New York, NY: Wiley.
–, Watson, J.E., Goldman, R.N. & Greenberg, L.S. (2004b). Learning emotion-focused therapy: The process-experiential approach to change. Washington, DC: American Psychological Association.
Ellison, J., Greenberg, L., Goldman, R.N. & Angus, L. (2009). Maintenance of gains following experiential therapies for depression. Journal of Consulting and Clinical Psychology, 77, 103–112.

Federicci, A. (2005). Relapse and recovery in anorexia nervosa: The patient's perspective [microform]. Toronto, Canada: University of Toronto.
Feingold, A. (1994). Gender differences in personality: A meta-analysis. Psychological Bulletin, 116, 429–456.
Fischer, A.H., Rodriguez Mosquer, P.M., Van Vianen, A.E.M. & Manstead, A.S.P. (2004). Gender and culture differences in emotion. Emotion, 4, 87–94.
Foa, E.B. & Jaycox, L.H. (1999). Cognitive-behavioral theory and treatment of posttraumatic stress disorder. In D. Spiegel (Ed.), Efficacy and cost-effectiveness of psychotherapy (pp. 23–61). Washington, DC: American Psychiatric Publishing.
Fosha, D. (2000). The transforming power of affect: A model of accelerated change. New York, NY: Basic Books.
Frankl, V. (1959). Man's search for meaning. Boston: Beacon; dt.: Der Mensch auf der Suche nach Sinn. Herder, Freiburg i.Br./Basel/Wien, 1972.
Fredrickson, B.L. (2001). The role of positive emotions in positive psychology: The broaden-and-build theory of positive emotions. American Psychologist, 56, 218–226.
Frijda, N.H. (1986). The emotions. New York, NY: Cambridge University Press.

Geller, S. & Greenberg, L. (2002). Therapeutic presence: Therapists' experience of presence in the psychotherapy encounter in psychotherapy. Person Centered & Experiential Psychotherapies, 1,71–86.
– & – (in press). Therapeutic presence: An essential way of being. Washington, DC: American Psychological Association.
Gendlin, E.T. (1962). Experiencing and the creation of meaning. New York, NY: Free Press of Glencoe.
– (1996). Focusing-oriented psychotherapy: A manual of the experiential method. New York: Guilford Press; dt.: Focusing-orientierte Psychotherapie. Ein Handbuch der erlebensbezogenen Methode. Pfeiffer, München, 1998.
–, Jenney, R.H. & Shlien, J.M. (1960). Counselor ratings of process and outcome in client-centered therapy. Journal of Clinical Psychology, 16, 210–213.

Goldman, R.N., Greenberg, L.S. & Angus, L. (2006). The effects of adding emotion-focused interventions to the client-centered relationship conditions in the treatment of depression. Psychotherapy Research, 16, 537–549.

–, – & Pos, A.E. (2005). Depth of emotional experience and outcome. Psychotherapy Research, 15, 248–260.

Gottman, J.M., Katz, L.F. & Hooven, C. (1996). Parental meta-emotion philosophy and the emotional life of families: Theoretical models and preliminary data. Journal of Family Psychology, 10,243–268.

Greenberg, L.S. (1979). Resolving splits: Use of the two chair technique. Psychotherapy, 16, 316–324.

– (1980). The intensive analysis of recurring events from the practice of gestalt therapy. Psychotherapy, Theory, Research & Practice, 17, 143–152.

– (1983). Toward a task analysis of conflict resolution in Gestalt therapy. Psychotherapy, 20, 190–201.

– (1986). Change process research [Special issue]. Journal of Consulting and Clinical Psychology, 54, 4–9.

– (1991). Research on the process of change. Psychotherapy Research, 1, 3–16.

– (2002). Emotion-focused therapy: Coaching clients to work through their feelings. Washington: American Psychological Association; dt.: Emotionsfokussierte Therapie. Lernen, mit den eigenen Gefühlen umzugehen. dgvt-Verlag, Tübingen, 2006.

– (2007). A guide to conducting a task analysis of psychotherapeutic change. Psychotherapy Research, 17, 15–30.

– & Angus, L. (2004). The contributions of emotion processes to narrative change in psychotherapy: A dialectical constructivist approach. In Angus & McLeod (2004), pp. 331–349.

–, Auszra, L., & Hermann, I.R. (2007). The relationship among emotional productivity, emotional arousal, and outcome in experiential therapy of depression. Psychotherapy Research, 17, 482–493.

– & Bolger, L. (2001). An emotion-focused approach to the over-regulation of emotion and emotional pain. In-Session, 57, 197–212.

– & Clarke, C.M. (1979). Differential effects of the two-chair experiment and empathic reflections at a conflict marker. Journal of Counseling Psychology, 26, 1–8.

– & Elliott, R. (1997). Varieties of empathic responding. In A.C. Bohart & L.S. Greenberg (Eds.), Empathy reconsidered: New directions in psychotherapy (pp. 167–186). Washington, DC: American Psychological Association.

–, Elliott, R.K. & Foerster, F.S. (1990). Experiential processes in the psychotherapeutic treatment of depression. In C.D. McCann & N.S. Endler (Eds.), Depression: New direction in theory, research and practice (pp. 157–185). Toronto, Ontario, Canada: Wall & Emerson.

–, – & Lietaer, G. (1994). Research on experiential psychotherapist. In A.E. Bergin & S.L. Garfield (Eds.), Handbook of psychotherapy and behavior change (4th ed., pp. 509–539). Oxford, England: Wiley.

– & Foerster, F.S. (1996). Task analysis exemplified: The process of resolving unfinished business. Journal of Consulting and Clinical Psychology, 64, 439–446.

–, Ford, C.L., Alden, L.S. & Johnson, S.M. (1993a). In-session change in emotionally focused therapy. Journal of Consulting and Clinical Psychology, 61, 78–84.
– & Goldman, R. (2008). Emotion-focused couples therapy: The dynamics of emotion, power and love. Washington: American Psychological Association; dt.: Die Dynamik von Liebe und Macht. Emotionsfokussierte Paartherapie. Ernst Reinhardt Verlag, München/Basel, 2010.
– & Johnson, S.M. (1986). Affect in marital therapy. Journal of Marital and Family Therapy, 12, 1–10.
– & – (1988). Emotionally focused therapy for couples. New York, NY: Guilford Press.
–, Konnan, L. & Paivio, S. (2001). Emotion in humanistic therapy. In D. Cain & J. Seeman (Eds.), Humanistic psychotherapies: Handbook of research and practice (pp. 499–530). Washington, DC: American Psychological Association.
– & Korman, L. (1993). Assimilating emotion into psychotherapy integration. Journal of Psychotherapy Integration, 3, 249–265.
– & Malcolm, W. (2002). Resolving unfinished business: Relating process to outcome. Journal of Consulting and Clinical Psychology, 70, 406–416.
– & Paivio, S.C. (1997). Working with emotions in psychotherapy. New York, NY: Guilford Press.
– & Pascual-Leone, J. (1995). A dialectical constructivist approach to experiential change. In Neimeyer & Mahoney (1995), pp. 169–191.
– & – (1997). Emotion in the creation of personal meaning. In M.J. Power & C.R. Brewin (Eds.), The transformation of meaning in psychological therapies: Integrating theory and practice (pp. 157–173). Hoboken, NJ: John Wiley & Sons.
– & – (2001). A dialectical constructivist view of the creation of personal meaning. Journal of Constructivist Psychology, 14, 165–186.
– & Pedersen, R. (2001, November). Relating the degree of resolution of in-session self criticism and dependence to outcome and follow-up in the treatment of depression. Paper presented at the conference of the North American Chapter of the Society for Psychotherapy Research, Puerto Vallarta, Mexico.
– & Pinsof, W.M. (1986). Psychotherapeutic process: A research handbook. New York, NY: Guilford Press.
–, Rice, L.N. & Elliott, R. (1993b). Facilitating emotional change. New York: Guilford Press; dt.: Emotionale Veränderungen fördern. Grundlagen einer prozeß- und erlebensorientierten Therapie. Junfermann, Paderborn, 2003.
– & Safran, J.D. (1984). Hot cognition – emotion coming in from the cold: A reply to Rachman and Mahoney. Cognitive Therapy and Research, 18, 591–598.
– & – (1987). Emotion in psychotherapy: Affect, cognition, and the process of change. New York, NY: Guilford Press.
– & Van Balen, R. (1998). The theory of experience-centered therapies. In Greenberg, Watson & Lietaer (1998b), pp. 28–57.
–, Warwar, N. & Malcolm, W. (2010). Emotion-focused couples therapy and the facilitation of forgiveness. Journal of Marital and Family Therapy, 36, 28–42.
–, Warwar, S.H. & Malcolm, W.M. (2008). Differential effects of emotion-focused

therapy and psychoeducation in facilitating forgiveness and letting go of emotional injuries. Journal of Counseling Psychology, 55, 185–196.
– & Watson, J. C. (1998). Experiential therapy of depression: Differential effects of client-centered relationship conditions and process experiential interventions. Psychotherapy Research, 8, 210–224.
– & – (2006). Emotion-focused therapy for depression. Washington, DC: American Psychological Association.
–, – & Goldman, R. (1998a). Process-experiential therapy for depression. In L.S. Greenberg, J.C. Watson & R. Goldman (Eds.), Handbook of experiential psychotherapy (pp. 227–248). New York, NY: Guilford Press.
–, – & Lietaer, G. (Eds.) (1998b). Handbook of experiential therapy. New York, NY: Guilford Press.
– & Webster, M. C. (1982). Resolving decisional conflict by gestalt two-chair dialogue: Relating process to outcome. Journal of Counseling Psychology, 29, 468–477.
Gross, J.J. (2002). Emotion regulation: Affective, cognitive and social consequences. Psychophysiology, 39, 281–291.
Guidano, V.F. (1995). Self-observation in constructivist psychotherapy. In Neimeyer & Mahoney (1995), pp. 155–168.

Hapbach, A., Gomez, R., Hardt, 0. & Nadel, L. (2007). Reconsolidation of episodic memories: A subtle reminder triggers integration of new information. Learning and Memory, 17,355–363.
Hendricks, M. (2009). Experiencing level: An instance of developing a variable from a first person process so that it can be reliably measured and taught. Journal of Consciousness Studies, 16, 129–155.
Hermann, I., Greenberg, L. & Auszra, L. (2007). Emotion types and sequences in corrective emotional experiences. Paper presented at the international meeting of the Society for Exploration of Psychotherapy Integration, Lisbon, Portugal.
Honos-Webb, L., Stiles, W.B., Greenberg, L.S. & Goldman, R. (1998). Assimilation analysis of process-experiential psychotherapy: A comparison of two cases. Psychotherapy Research, 8, 264–286.
–, Surko, M., Stiles, W.B. & Greenberg, L.S. (1999). Assimilation of voices in psychotherapy: The case of Jan. Journal of Counseling Psychology, 46, 448–460.
Horvath, A.O. & Greenberg, L.S. (1989). Development and validation of the Working Alliance Inventory. Journal of Counseling Psychology, 36, 223–233.
– & – (Eds.). (1994). The working alliance: Theory, research, and practice. New York, NY: Wiley.

Iberg, J.R. (1996). Finding the body's next step: Ingredients and hindrances. The Folio: A Journal for Focusing and Experiential Psychotherapy, 17, 23–32.

James, W. (1890). The principles of psychology. Oxford, England: Holt.
Johnson, C. & Larson, R. (1982). Bulimia: An analysis of moods and behavior. Psychosomatic Medicine, 44, 341–351.

Johnson, S. M. (2004). Attachment theory: A guide for healing couple relationships. In W. S. Rholes & J. A. Simpson (Eds.), Adult attachment: Theory, research and clinical implications (pp. 367–387). New York, NY: Guilford Press.
– & Greenberg, L. S. (1985). Emotionally focused couples therapy: An outcome study. Journal of Marital and Family Therapy, 11, 313–317.
– & – (1988). Relating process to outcome in marital therapy. Journal of Marital and Family Therapy, 14, 175–183.
–, Hunsley, J., Greenberg, L. & Schindler, D. (1999). Emotionally focused couples therapy: Status and challenges. Clinical Psychology: Science and Practice, 6, 67–79.
Jones, E. E. & Pulos, S. M. (1993). Comparing the process of psychodynamic and cognitive-behavioral therapist. Journal of Consulting and Clinical Psychology, 61, 306–316.

Kearney-Cooke, A. & Striegel-Moore, R. (1997). The etiology and treatment of body image disturbance. In D. M. Garner & P. E. Garfinkel (Eds.), Handbook of treatment for eating disorders (2nd ed., pp. 295–306). New York, NY: Guilford Press.
Kennedy-Moore, E. & Watson, J. C. (1999). Expressing emotion: Myths, realities, and therapeutic strategies. New York, NY: Guilford Press.
Kiesler, D. J., Mathieu, P. L. & Klein, M. H. (1967). Measurement of conditions and process variables. In C. Rogers, E. T. Gendlin, D. Kiesler & C. B. Truax (Eds.), The therapeutic relationship and its impact: A study of psychotherapy with schizophrenics (pp. 135–185). Madison: University of Wisconsin.
Kitayama, S., Mesquita, B. & Karasawa, M. (2006). Cultural affordances and emotional experience: Socially engaging and disengaging emotions in Japan and the United States. Journal of Personality and Social Psychology, 91, 890–903.
Klein, M. H., Mathieu, P. L., Gendlin, E. T. & Kiesler, D. J. (1969). The Experiencing Scale: A research and training manual (Vol. 1). Madison: Wisconsin Psychiatric Institute.

LeDoux, J. (1996). The emotional brain: The mysterious underpinnings of emotional life. New York: Simon & Schuster; dt.: Das Netz der Gefühle. Wie Emotionen entstehen. Deutscher Taschenbuch Verlag, München, 2001.
Leijssen, M. (1996). Characteristics of a healing inner relationship. In R. Hutterer, G. Pawlowsky, P. F. Schmid & R. Stipsits (Eds.), Client-centered and experiential psychotherapy towards the nineties (pp. 225–250). Leuven, Belgium: Leuven University Press.
–, Lietaer, G., Stevens, L. & Wels, G. (2000). Focusing training for stagnating clients: An analysis of four cases. In J. Marques-Teixeira & S. Antunes (Eds.), Client-centered and experiential psychotherapy (pp. 207–224). Linda a Velha: Vale & Vale.
Lewin, J. (2000). Both sides of the coin: Comparative analyses of narrative process patterns in poor and good outcome dyads engaged in brief experiential psychotherapy for depression (Unpublished master's thesis). York University, Toronto, Ontario, Canada.

Lieberman, M.D., Eisenberger, N.L., Crockett, M.J., Tom, S.M., Pfeifer, J.H. & Baldwin, M. (2004). Putting feelings into words: Affect labeling disrupts amygdala activity in response to affective stimuli. Psychological Science, 18, 421–428.

Linehan, M.M. (1993). Cognitive-behavioral treatment of borderline personality disorder. New York, NY: Guilford Press; dt.: Dialektisch-behaviorale Therapie der Borderline-Persönlichkeitsstörung. CIP-Medien, München, 1996.

Mackay, B.A.N. (1996). The gestalt two-chair technique: How it relates to theory. Dissertation Abstracts International: Section B: The Sciences and Engineering, 57, 2158.

Makinen, J.A. & Johnson, S.M. (2006). Resolving attachment injuries in couples using emotionally focused therapy: Steps toward forgiveness and reconciliation. Journal of Consulting and Clinical Psychology, 74, 1055–1064.

Markowitsch, H.J. (1998–1999). Differential contribution of right and left amygdale to affective information processing. Behavioural Neurology, 11, 233–244.

Matsumoto, D., Yoo, S. & Nakagawa, S. (2008). Culture, emotion regulation and adjustment. Journal of Personality and Social Psychology, 94, 925–937.

May, R. (1977). The meaning of anxiety (rev. ed.). New York, NY: Norton.

– & Yalom, L.D. (1989). Existential psychotherapy. In R.J. Corsini & J. Raymond (Eds.), Current psychotherapies (4th ed., pp. 363–402). Itasca, IL: Peacock.

McGaugh, J.L. (2000, January 14). Memory: A century of consolidation. Science, 287, 248–251.

McKinnon, J. & Greenberg, L. (2009). Revealing underlying vulnerable emotion in couple therapy: Impact on session and final outcome. Journal of Marital and Family Therapy, 35.

McMain, S.F. (1996). Relating changes in self-other schemas to psychotherapy outcome. Dissertation Abstracts International: Section B: The Sciences and Engineering, 56, 57–75.

–, Goldman, R. & Greenberg, L. (1996). Resolving unfinished business: A program of study. In W. Dryden (Ed.), Research in counseling and psychotherapy: Practical applications (pp. 211–232). Thousand Oaks, CA: Sage.

Missirlian, T.M., Toukmanian, S.G., Warwar, S.H. & Greenberg, L.S. (2005). Emotional arousal, client perceptual processing, and the working alliance in experiential psychotherapy for depression. Journal of Consulting and Clinical Psychology, 73, 861–871.

Moscovitch, M. & Nadel, L. (1997). Memory consolidation and the hippocampal complex. Current Opinions in Neurobiology, 7, 217–227.

Nadel, L. & Bohbot, V. (2001). Consolidation of memory. Hippocampus, 11, 56–60.

Nader, K., Schafe, G. & LeDoux, J. (2000). Consolidation. Reconsolidation. A test of whether reconsolidation depends on reactivation of the memory. Nature, 406, 722–726.

Neimeyer, R. & Mahoney, M. (1995). Constructivism in psychotherapy. Washington, DC: American Psychological Association.

Oatley, K. (1992). Best laid schemes. New York, NY: Cambridge University Press.
Orlinsky, D.E. & Howard, K.L. (1986). Process and outcome in psychotherapy. In S. Garfield & A. Bergin (Eds.), Handbook of psychotherapy and behavior change (pp. 311–381). New York, NY: Wiley.

Paivio, S.C. & Bahr, L.M. (1998). Interpersonal problems, working alliance, and outcome in short-term experiential therapy. Psychotherapy Research, 8, 392–407.
– & Greenberg, L.S. (1995). Resolving "unfinished business": Efficacy of experiential therapy using empty-chair dialogue. Journal of Consulting and Clinical Psychology, 63, 419–425.
–, Hall, L.E., Holowaty, K.A.M., Jellis, J.B. & Tran, N. (2001). Imaginal confrontation for resolving child abuse issues. Psychotherapy Research, 11, 433–453.
–, Holoway, K.A.M. & Hall, I.E. (2004). The influence of therapist adherence and competence on client reprocessing of child abuse memories. Psychotherapy, 41, 56–68.
– & Nieuwenhuis, J.A. (2001). Efficacy of emotion focused therapy for adult survivors of child abuse: A preliminary study. Journal of Traumatic Stress, 14, 115–133.
– & Pascual-Leone, A. (2010). Emotion-focused therapy for complex trauma: An integrative approach. Washington, DC: American Psychological Association.
Pascual-Leone, A. (2009). Dynamic emotional processing in experiential therapy: Two steps forward, one step back. Journal of Consulting and Clinical Psychology, 77, 113–126.
– & Greenberg, L. (2007). Emotional processing in experiential therapy: Why "the only way out is through." Journal of Consulting and Clinical Psychology, 75, 875–887.
–, – & Pascual-Leone, J. (2009). Developments in task analysis: New methods to study change. Psychotherapy Research, 19, 527–542.
Pascual-Leone, J. (1987). Organismic processes for neo-Piagetian theories: A dialectical causal account of cognitive development. International Journal of Psychology, 22, 531–570.
– (1988). Organismic processes for neo-Piagetian theories: A dialectical causal account of cognitive development. In A. Demetriou (Ed.), The neo-Piagetian theories of cognitive development: Toward an integration (pp. 25–64). Oxford, England: North-Holland.
– (1991). Emotions, development and psychotherapy: A dialectical constructivist perspective. In J. Safran & L. Greenberg (Eds.), Emotion, psychotherapy and change (pp. 302–335). New York, NY: Guilford Press.
– & Johnson, J. (1999). A dialectical constructivist view of representation: Role of mental attention, executives, and symbols. In I.E. Sigel (Ed.), Development of mental representations: Theories and applications (pp. 168–200). Mahwah, NJ: Erlbaum.
Pennebaker, J.W. (1995). Emotion, disclosure and health. Washington, DC: American Psychological Association.
Perepeluk, D. (2003). Relating clients reports of emotional intensity to resolution

of emotional injuries and forgiveness (Unpublished honors thesis). York University, Toronto, Ontario, Canada.

Perls, F.S. (1947). Ego, hunger, and agression. London: Allen & Unwin; dt.: Das Ich, der Hunger und die Aggression. Die Anfänge der Gestalt-Therapie. Sinneswachheit, spontane persönliche Begegnung, Phantasie, Kontemplation. Klett-Cotta, Stuttgart, 2000.

– (1969). Gestalt therapy verbatim. Moab: Real People Press; dt.: Gestalt-Therapie in Aktion. Klett-Cotta, Stuttgart, 2002.

–, Hefferline, R.F. & Goodman, P. (1951). Gestalt therapy. New York: Dell; dt.: Gestalt-Therapie. Lebensfreude und Persönlichkeitsentfaltung. Klett-Cotta, Stuttgart, 2006.

Piaget, J. & Inhelder, B. (1973). Memory and intelligence. London: Routledge and Kegan Paul; dt.: Gedächtnis und Intelligenz. Klett-Cotta, Stuttgart, 1980.

Pos, A.E., Greenberg, L.S., Goldman, R.N. & Korman, L.M. (2003). Emotional processing during experiential treatment of depression. Journal of Consulting and Clinical Psychology, 71, 1007–1016.

–, Greenberg, L. & Warwar, S. (2009). Testing a model of change in the experiential treatment of depression. Journal of Consulting and Clinical Psychology, 77, 1055–1066.

Resnick, R. (1995) Gestalt therapy: Principles, prisms and perspectives. British Gestalt Journal 4(1), 3–13.

Rice, L.N. (1974). The evocative function of the therapist. In D. Wexler & L.N. Rice (Eds.), Innovations in client-centered therapy (pp. 289–311). New York, NY: Wiley.

– & Greenberg, L. (Eds.) (1984). Patterns of change: An intensive analysis of psychotherapeutic process. New York, NY: Guilford Press.

– & Kerr, G.P. (1986). Measures of client and therapist vocal quality. In Greenberg & Pinsof (1986), pp. 73–105.

– & Saperia, E.P. (1984). Task analysis and the resolution of problematic reactions. In Rice & Greenberg (1984), pp. 29–66.

Rogers, C.R. (1957). The necessary and sufficient conditions of therapeutic personality change. Journal of Consulting Psychology, 21, 95–103.

– (1959). A theory of therapy, personality, and interpersonal relationships, as developed in the client-centered framework. In S. Koch (Ed.), Psychology: A study of science (Vol. 3, pp. 184–256). New York: McGraw Hill; dt.: Eine Theorie der Psychotherapie, der Persönlichkeit und der zwischenmenschlichen Beziehungen. Ernst Reinhardt Verlag, München / Basel, 2009.

Safdar, S., Friedlmeier, W., Matsumoto, D., Yoo, S., Kwantes, K., Kakai, H. & Shigemasu, E. (2009). Variations of emotional display rules within and across cultures: A comparison between Canada, USA, and Japan. Canadian Journal of Behavioural Science, 41, 1–10.

Schore, A.N. (1994). Affect regulation and the origin of the self: The neurobiology of emotional development. Hillsdale, NJ: Erlbaum.

– (2003). Affect dysregulation & disorders of the self. New York, NY: Norton.
Sicoli, L. A. & Hallberg, E. T. (1998). An analysis of client performance in the two-chair method. Canadian Journal of Counselling, 32, 151–162.
Silberschatz, G., Fretter, P. B. & Curtis, J. T. (1986). How do interpretations influence the process of psychotherapy? Journal of Consulting and Clinical Psychology, 54, 646–652.
Sroufe, L. A. (1996). Emotional development: The organization of emotional life in the early years. Cambridge studies in social & emotional development. New York, NY: Cambridge University Press.
Stern, D. (1985). The interpersonal world of the infant. New York: Basic Books; dt.: Die Lebenserfahrung des Säuglings. Klett-Cotta, Stuttgart, 2010.
(1995). Self / other differentiation in the domain of intimate socio-affective interaction: Some considerations. In P. Rochat (Ed.), The self in infancy: Theory and research (pp. 419–429). Amsterdam, Netherlands: North-Holland / Elsevier Science.

Taylor, C. (1990). Human agency and language. New York, NY: Cambridge University Press.
Thelen, E. & Smith, L. B. (1994). A dynamic systems approach to the development of cognition and action. Cambridge, MA: The MIT Press.
Toukmanian, S. G. (1992). Studying the client's perceptual processes and their outcomes in psychotherapy. In D. L. Rennie & S. G. Toukmanian (Eds.), Psychotherapy process research: Paradigmatic and narrative approaches (pp. 77–107). Thousand Oaks, CA: Sage.
Treasure, J. L., Schmidt, U. H. & Troop, N. A. (2000). Cognitive analytic therapy and the transtheoretical framework. In K. J. Miller & J. S. Scott (Eds.), Comparative treatments for eating disorders (pp. 284–308). New York, NY: Springer.
Trevarthen, C. (2001). Intrinsic motives for companionship in understanding: their origin, development, and significance for infant mental health. Infant Mental Health Journal, 22, 95–131.
Tucker, D. M. (1981). Lateral brain function, emotion, and conceptualization. Psychological Bulletin, 89, 19–46.

Warwar, S. H. (2003). Relating emotional processes to outcome in experiential psychotherapy of depression (Unpublished doctoral dissertation). York University, Toronto, Ontario, Canada.
– (2005). Relating emotional processing to outcome in experiential psychotherapy of depression. Dissertation Abstracts International: Section B: The Sciences and Engineering, 66, 581.
– & Greenberg, L. S. (1999). Client Emotional Arousal Scale-III. Unpublished manuscript. York University, Toronto, Ontario, Canada.
– & – (2000). Advances in theories of change and counseling. In S. D. Brown & R. W. Lent (Eds.), Handbook of counseling psychology (3rd ed., pp. 571–600). New York, NY: Wiley.
–, Links, P. S., Greenberg, L. & Bergmans, Y. (2008). Emotion-focused principles

for working with borderline personality disorder. Journal of Psychiatric Practice, 14, 94–104.

Watson, J. C. (1996). The relationship between vivid description, emotional arousal, and in-session resolution of problematic reactions. Journal of Consulting and Clinical Psychology, 64, 459–464.

– & Geller, S. M. (2005). The relationship among relationship conditions, working alliance, and outcome in both process-experiential and cognitive-behavioral psychotherapy [Special issue: The Therapeutic Relationship]. Psychotherapy Research, 15, 25–33.

–, Gordon, L. B., Stermac, L., Kalogerakos, F. & Steckley, P. (2003). Comparing the effectiveness of process-experiential with cognitive-behavioral psychotherapy in the treatment of depression. Journal of Consulting and Clinical Psychology, 71, 773–781.

– & McMullen, E. (2005). An examination of therapist and client behavior in high- and low-alliance sessions in cognitive-behavioral therapy and process experiential therapy. Psychotherapy: Theory, Research, Practice, Training, 42, 197–310.

– & Rennie, D. L. (1994). Qualitative analysis of clients' subjective experience of significant moments during the exploration of problematic reactions. Journal of Counseling Psychology, 41, 500–509.

Weakland, J. & Watzlawick, P. (1979). The interactional view: Studies at the Mental Research Institute, Palo Alto, 1965–1974. New York, NY: Norton.

Weerasekera, P., Linder, B., Greenberg, L. & Watson, J. (2001). The working alliance in client-centered and process-experiential therapy of depression. Psychotherapy Research, 11, 221–233.

Wheeler, G. (1991). Gestalt reconsidered: A new approach to contact and resistance. New York, NY: Gardner Press.

Whelton, W. J. (2004). Emotional processes in psychotherapy: Evidence across therapeutic modalities. Clinical Psychology & Psychotherapy, 11, 58–71.

– & Greenberg, L. S. (2001). The self as a singular multiplicity: A process-experiential perspective. In J. C. Muran (Ed.), Self-relations in the psychotherapy process (pp. 87–110). Washington, DC: American Psychological Association.

– & – (2005). Emotion in self-criticism. Personality and Individual Differences, 38, 1583–1595.

Wilson, G. T. & Vitousek, K. M. (1999). Self-monitoring in the assessment of eating disorders. Psychological Assessment, 11, 480–489.

Yalom, I. D. (1980). Existential psychotherapy. New York: Basic Book; dt.: Existenzielle Psychotherapie. EHP, Bergisch Gladbach, 2010.

Yontef, G. M. (1995). Gestalt therapy. In A. S. Gurman & S. B. Messer (Eds.), Essential psychotherapies: Theory and practice (pp. 261–303). New York, NY: Guilford Press.

Register

Prozess des Werdens 16

Über den Autor

Leslie Greenberg, PhD, ist anerkannter Forschungsprofessor für Psychologie an der York University in Toronto, Kanada, und Direktor der York University Psychotherapy Research Clinic (Klinik für Psychotherapeutische Forschung an der Universität von York, Kanada). Er ist Autor wichtiger Texte zu emotionsfokussierten Behandlungsansätzen, und sein nächstes Buch, *Working With Narrative in Emotion-Focused Therapy*, ist im Druck. In der Vergangenheit war Dr. Greenberg Präsident der Society for Psychotherapy Research (SPR – Gesellschaft für Psychotherapieforschung) und wurde mit dem Distinguished Research Career Award der SPR und dem Carl Rogers Award der APA (Carl-Rogers-Preis der American Psychological Association) ausgezeichnet. Er führt eine Privatpraxis für Einzel- und Paartherapie und bietet Lehrveranstaltungen zu emotionsfokussierten Behandlungsansätzen an.

Leseprobe

Leseprobe aus

Steven C. Hayes, Jason Lillis:
Akzeptanz- und Commitment-Therapie

Eine ACT-Vereinbarung treffen

In jeder Therapie bedarf es einer Übereinkunft zwischen dem Klienten und dem Therapeuten bezüglich des Therapieverlaufs und des übergeordneten Ziels oder Zwecks der Therapie. In der ACT besteht diese therapeutische Übereinkunft für gewöhnlich aus zwei Zielen: Lernen, mit Erlebnissen anders umzugehen, und sich auf Werte zubewegen. Normalerweise bitten ACT-Therapeuten um eine Vereinbarung in Bezug auf die Anzahl der Sitzungen (in flexiblen ambulanten Settings sind sechs bis zehn Sitzungen üblich bzw. das Minimum an Sitzungen, zu denen sich der Klient im Rahmen seiner Krankenversicherung verpflichten kann oder darf). Außerdem versuchen sie, den Klienten vorzuwarnen, dass der Versuch, mit Erlebnissen anders umzugehen, schwierig sein kann und dass es in den ersten Sitzungen möglicherweise so aussieht, als ginge die Therapie nicht in die richtige Richtung.

Die meisten Therapien konzentrieren sich implizit oder explizit auf den Inhalt schwieriger Gedanken und Gefühle und betrachten ihn als Mittelpunkt der Einschätzung und Intervention. Diese Agenda steht im Zeichen von Behandlungsansätzen (z.B. Umgang mit Angst) und anderen Störungen (z.B. affektiven Störungen). Der ACT machen sie das Leben schwer; die sicherere Vorgehensweise besteht also darin, die Geschichte zu validieren, die zu schwierigen Gedanken und Gefühlen geführt hat (z.B. „Angesichts dieser Umstände in Ihrer Kindheit kann ich verstehen, dass sich Angst zeigt"), auf die Erfahrung des Klienten zu verweisen, dass Barrieren Schmerzen normalerweise verstärken (z. B. „… aber das hört sich so an, als wollten Sie sagen, dass es schlimmer wurde, je heftiger Sie dagegen kämpften") und anzudeuten wie das Leben in die Warteschleife geraten ist (z. B. „… und die ganze Zeit über, so scheint es, wird Ihr Leben immer kleiner, sind Sie weniger mit anderen Menschen verbunden, weniger lebendig. Verstehe ich das richtig?"). Dann kann die zweiteilige ACT-Übereinkunft ins Spiel kommen (z. B. „Also müssen wir zwei Dinge tun: erstens, einen Weg finden, wie Sie mit Ihrer Angst umgehen können, ohne die Rolle, die diese Angst in Ihrem Leben spielt, wichtiger zu machen. Und zweitens, das, was Sie wirklich vom Leben wollen, wieder in den Mittelpunkt stellen").

Strategien und Techniken

In dem folgenden Abschnitt stellen wir Ihnen eine Reihe der ACT-Methoden vor. Die ACT verläuft zwar nicht linear, aber Bücher tun es. Bedenken Sie also, dass diese Prozesse in jeder beliebigen Reihenfolge auftreten können.

Akzeptieren, wo Sie sind („Kreative Hoffnungslosigkeit")

Das Erleben des Klienten ist die Richtschnur für das, was funktioniert und was nicht funktioniert. In der Anfangsphase der Behandlung erkunden wir die Konsequenzen der Verhaltensmuster, die mit den am weitesten verbreiteten Zielen verknüpft sind: „Dafür sorgen, dass der Schmerz aufhört, damit ich anfangen kann zu leben." Es gehört nicht zu unserer Rolle zu entscheiden, ob oder wie diese Agenda funktioniert, doch es gehört zu unserer Rolle, die Konsequenzen zu erkunden, die sich nach dem Erleben des Klienten für ihn daraus ergeben.

Wir benutzen die anfänglich vorgetragenen Klagen des Klienten als Ausgangspunkt und fragen nach größeren Mustern. Die Probleme eines Klienten werden normalerweise als etwas formuliert, das der Klient denkt, fühlt, erinnert oder spürt. Beziehungen oder soziale Probleme können eine Ausnahme darstellen, doch tiefergehende Erkundungen fördern oft denselben Prozess in einer anderen Form zutage (z. B. „Mein Mann macht mich wütend, wenn er ...“ oder „Ich kann es nicht ertragen, wenn meine Frau so wütend wird, dass sie ...“).

Oft kommen Klienten in die Therapie und sagen: „Ich fühle mich nicht gut“ oder „Es gefällt mir nicht, was ich denke“ oder „Es gefällt mir nicht, woran ich mich erinnere“ oder „Ich bin ängstlich, deprimiert, ein Versager“. Die schlichte Frage „Was haben Sie unternommen, um dieses Problem zu lösen?“ bringt das Gespräch schnell zu den Problemlöseversuchen des Klienten oder vielmehr zu den Versuchen des Klienten, unerwünschte Gedanken, Gefühle, Erinnerungen oder physische Empfindungen zu verändern oder loszuwerden. Die zweite Frage, „Und wie hat das für Sie funktioniert?“ führt im Allgemeinen entweder dazu, dass der Klient einen Misserfolg einräumt oder behauptet, teilweise Erfolg gehabt zu haben. Es hat nicht funktioniert oder es hat ein bisschen funktioniert oder für eine Weile. Weitere Fragen nach dem „Funktionieren“ führen jedoch meist zu einer weiteren Auflistung von nicht funktionierenden Lösungen. Hier ist ein Beispiel für einen Dialog mit einem Klienten, der über Angststörungen klagte:

Klient: Nun, ich habe es mit Benzodiazepinen versucht.
Therapeut: Wie hat das funktioniert?

Klient: Ich fühlte mich besser. Vor allem anfangs. Das war eine Erleichterung.
Therapeut: Und was passierte im Laufe der Zeit? Ist dieses Problem, mit dem Sie kämpfen, größer oder kleiner geworden? Hat es sich in weitere Bereiche Ihres Lebens ausgeweitet?
Klient: Nun, es ist größer geworden und, ja, es ist jetzt in mehr Bereichen. Jetzt mache ich mir Sorgen, ob ich meine Tabletten dabei habe oder nicht, ob sie schnell genug wirken, ob ich mich so aus einer Situation zurückziehen kann, dass ich sie einnehmen kann.

(...)